U0663924

病案信息学
教学实践

张 帆 黄国东 韦 智 主编

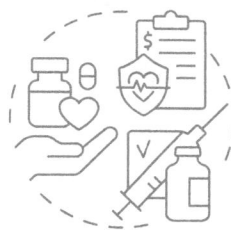

化学工业出版社

·北京·

内容简介

本书分为理论篇和实践篇。理论篇包括四章，分别是如何写好一份教学设计、病案信息学课程思政建设、BOPPPS 教学模式、OBE（成果导向教育）教育模式；实践篇包括两章，分别是病案信息学课程思政教学案例、《病案信息学》教学设计。本书内容丰富翔实、特色鲜明。首先，深入剖析了病案信息学的核心理论与实践案例，将抽象概念与实际操作紧密结合，构建了一套既扎实又灵活的教学框架；其次，书中引入了多种教学策略，如问题导向学习、翻转课堂等。本书表述平实、阐述方式易于教师理解、教学设计案例典型，使教师在得到理论指导的同时，也能够通过案例示范，结合自身理解进行实践创新，达到举一反三的效果。本书适合病案信息学专业的教师、学生等参考阅读。

图书在版编目（CIP）数据

病案信息学教学实践 / 张帆，黄国东，韦智主编．
北京 ： 化学工业出版社，2025. 7. -- ISBN 978-7-122
-47872-6

Ⅰ. R197.323

中国国家版本馆 CIP 数据核字第 2025K78L80 号

责任编辑：赵兰江　　　　　　　　文字编辑：赵阿丽　赵 越
责任校对：李 爽　　　　　　　　装帧设计：张 辉

出版发行：化学工业出版社
　　　　　（北京市东城区青年湖南街 13 号　邮政编码 100011）
印　　装：北京天宇星印刷厂
710mm×1000mm　1/16　印张 12¾　字数 191 千字
2025 年 10 月北京第 1 版第 1 次印刷

购书咨询：010-64518888　　　　售后服务：010-64518899
网　　址：http://www.cip.com.cn
凡购买本书，如有缺损质量问题，本社销售中心负责调换。

定　　价：89.00 元　　　　　　　　　版权所有　违者必究

编写人员名单

主　编　张　帆　黄国东　韦　智

副主编　郭雨西　岑艳灵　王亚扎

编　者　张　帆　黄国东　韦　智

　　　　郭雨西　岑艳灵　王亚扎

　　　　叶贤凯　邱加林　周　玲

　　　　甘昕艳　朱芳芳

前 言
PREFACE

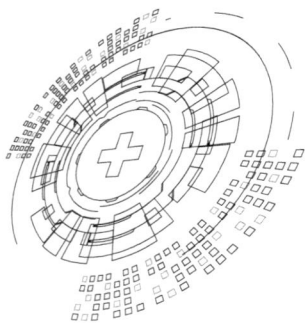

我们生活在一个数据爆炸的时代，在医疗信息化浪潮的推动下，病案信息学已不再仅仅是档案室中沉睡的数据集合，而是跃升为医疗卫生体系中不可或缺的知识宝库与决策支持的核心。病案信息的价值正以指数级增长，它不仅是临床研究的基石，也是医疗质量改进、患者安全、医疗政策制定的关键支撑。然而，如何有效挖掘这些信息宝藏，将其转化为提升医疗服务能力的智慧之源，成为摆在我们面前的重大课题。

本书不仅系统地梳理了病案信息学的理论框架与最新进展，更重要的是，我们深入探讨了一系列富有创意且实操性强的教学方法。从案例分析到模拟实训，从在线学习平台的应用到跨学科合作项目的设计，每一种策略都旨在激发学习者的主动探索精神、培养他们解决复杂问题的能力，以及在快速变化的信息环境中持续学习与适应的技能。

本书理论篇包括如何写好一份教学设计、病案信息学课程思政建设、BOPPPS教学模式、OBE（成果导向教育）教育模式四章，编者从专业深度、实践应用及阅读友好性三方面精心构思，广泛搜集并整合了国内外标志性的教学设计理念与实践精髓，以及普及度高的教学模块。实践篇包括病案信息学课程思政教学案例、《病案信息学》教学设计两章。

本书内容丰富多元，特色鲜明。首先，深入剖析了病案信息学的核心理论与实践案例，将抽象概念与实际操作紧密结合，旨在构建一套既扎实又灵活的教学框架；其次，书中引入了多种教学策略，如问题导向学习、翻转课堂等，这些策略旨在激发学习者的主动探索精神，培养其解决复杂问题的能力。此外，我们还特别强调了信息技术的应用，展示了大数据等前沿技术如何重塑病案信息的收集、分析与利用方式，为读者打开了通往未来医疗信息管理的新视野。

让我们携手，以这本书为起点，共同探索病案信息学的广阔天地，为促进医疗质量的提升与健康事业的进步贡献力量。尽管全体编者不懈努力，力求精准，但完美之中难保无瑕，敬请读者多提宝贵意见，以助我们不断精进。

编者

2025 年 3 月

目 录
CONTENTS

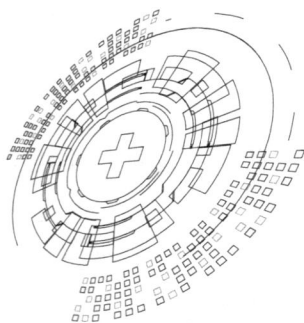

理论篇

第二章　病案信息学课程思政建设　038

第三章　BOPPPS 教学模式　　050

第四章　OBE（成果导向教育）教育模式　　081

◆ 实践篇 ◆

第五章　病案信息学课程思政教学案例　096

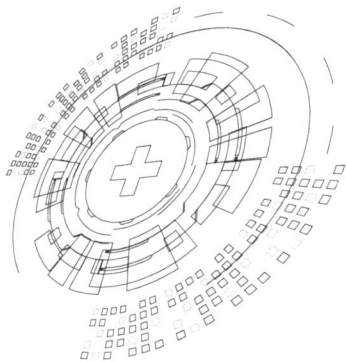

理论篇

第一章

如何写好一份教学设计

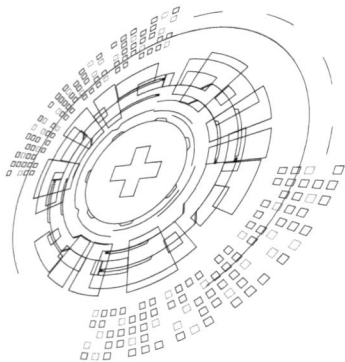

第一节　引言与背景

一、教学设计的定义与特点

（一）教学设计的定义

教学设计是指为实现特定教学目标而设计教学活动的过程，它涉及教学内容、教学方法、教学手段、教学评估等多个方面。教学设计旨在通过系统性、科学性、有效性的方式，为学生提供有价值、有意义的学习体验，促进学生全面发展，体现教什么、怎么教、怎么学。教学设计的核心是明确教学目标，然后选择合适的教学策略和手段，制订详细的教学计划和课程安排，同时注重评估和反思，不断改进和完善教学过程和效果。

（二）教学设计的特点

1. 系统性：教学设计是一个系统化的过程，包括分析、规划、组织、实施和评估等多个环节，每个环节都有其独特的功能和作用。

2. 科学性：教学设计需要遵循科学的原则和方法，如分析学生的认知水平、了解教学目标和教学资源等。

3. 实用性：教学设计应该根据教学实际情况和学生的需求进行调整和改

进，以提高教学效果和学生的学习成果。

4.创新性：教学设计需要不断创新和探索，以满足不断变化的教育需求和适应教学环境。

5.反思性：教学设计需要不断反思和评估，以总结经验教训，提高教学质量和效果。

二、教学设计的重要性及意义

1.教学设计的重要性

教学设计作为教学活动的核心环节，对提升教学质量和效果具有至关重要的作用。通过明确教学目标，教学设计能够为教学活动提供清晰的方向和框架，确保教学过程有条不紊地展开，避免盲目性和随意性。同时，它能够根据学生的实际情况，合理选择教学方法和手段满足不同学生的学习需求，从而提高教学的针对性和有效性。此外，教学设计还能帮助教师优化教学过程，合理安排教学环节和时间，使教学活动更加高效有序。对于教师自身而言，教学设计的过程也是不断反思和改进教学思路的过程，有助于提升教师的专业能力和教学水平，促进教师的专业成长。

2.教学设计的意义

教学设计对学生、教师和教学活动本身都具有深远的意义。对学生而言，教学设计能够根据学生的知识水平、兴趣和学习风格，设计出适合学生的学习内容和活动，帮助学生更好地理解和掌握知识，激发学生的学习兴趣和积极性，从而促进学生的全面发展。对教师而言，教学设计不仅能够提升教师的教学能力和专业素养，还能增强教师在教学过程中的自信，同时促进教师对教学过程的反思和改进。对教学活动而言，教学设计能够提高教学效率，增强教学的互动性和趣味性，营造良好的教学氛围，从而提升教学质量，确保教学活动的科学性和系统性。

三、教学设计对教师与学生的影响

（一）教学设计对教师的影响

教学设计是教师为达成教学目标而制订的教学计划。教学设计对教师有以下几方面的影响：

1.提高教学效果：教学设计可以帮助教师更好地了解学生的需求和学习方式，从而设计出更符合学生实际情况的教学内容和方法，提高教学效果。

2.提高教学质量：教学设计可以帮助教师更好地规划教学内容和教学步骤，提高教学的连贯性和系统性，从而提高教学质量。

3.提高教学创新能力：教学设计可以激发教师的创新思维，帮助教师探索新的教学方法和教学手段，提高教学创新能力。

4.促进教师职业发展：教学设计可以帮助教师更好地总结和归纳教学经验，从而提高教师的教学能力和专业水平，有利于教师的职业发展。

总之，教学设计对教师的影响非常大，它可以帮助教师更好地开展教学工作，提高教学效果和质量，促进教师的职业发展力。

（二）教学设计对学生的影响

教学设计是指在教学活动中为达成教学目标所采取的系统、合理的组织和规划过程。教学设计对学生的影响主要体现在以下几个方面：

1.促进学生学习兴趣和积极性的提高。教学设计可以通过教学目标的明确性、教学内容的趣味性、教学方法的多样化等激发学生的学习兴趣和积极性，使学生更加主动地参与学习。

2.提高学生的学习效果和能力。教学设计可以帮助学生更好地理解和掌握教学内容，提高学习效果和能力，使学生能够更好地适应未来的学习和生活。

3.培养学生自主学习的能力和习惯。教学设计可以让学生在学习中自主选择学习内容、学习方式和学习策略，从而培养学生自主学习的能力和习惯，使学生能够更好地应对未来的学习和生活。

4.增强学生的思维能力和创新意识。教学设计可以通过提供多样化的教学资源和教学方法，激发学生的思维能力和创新意识，培养学生的创新精神和创造力，使学生更好地适应未来的社会和工作环境。

总之，教学设计对学生的影响是多方面的，它可以提高学生的学习效果和能力，促进学生自主学习的能力和习惯的养成，增强学生的思维能力和创新意识，从而为学生的未来发展奠定坚实的基础。

第二节 教学设计的理论基础

一、学习理论与教学设计

教学设计是教育教学领域中的一个重要概念，它是指在教育教学活动中，为了达到预期的教学目标和效果，在选择教学内容、确定教学方法和评估教学效果等方面进行的系统性思考和规划。教学设计的学习理论是指对教学设计进行理论解释和分析的学习理论。

常见的教学设计的学习理论包括以下几种：

1. 教学系统理论：教学系统理论认为教学是一个系统化的过程，它包括教学目标的确定、教学内容的设计、教学方法的选择和评估等方面。教学设计需要考虑到学习者的需求和能力，并通过不同的教学方法和手段来达到教学目标。

2. 建构主义学习理论：建构主义学习理论认为学习是一个主动的过程，学习者通过自己的经验和思考来建构知识。教学设计需要创造一个有利于学习者建构知识的环境，并提供有助于学习者理解和应用知识的资源和工具。

3. 交互主义学习理论：交互主义学习理论认为学习是一个互动的过程，学习者需要通过与他人的交互来获得知识和技能。教学设计需要创造一个支持学习者互动和交流的环境，并提供有助于学习者合作和共同学习的资源和工具。

4. 学习金字塔理论：学习金字塔理论认为学习的效果与学习方式和时间有关。教学设计需要根据学习金字塔理论的原则来设计教学活动，提供适当的学习资源和支持，并帮助学习者进行复习和巩固。

5. 反思学习理论：反思学习理论认为学习者需要通过反思和评估来发展自己的能力和技能。教学设计需要为学习者提供反思和评估的机会和资源，并鼓励学习者积极参与反思和评估的过程。

综上所述，教学设计的学习理论是指对教学设计进行理论解释和分析的学习理论，包括教学系统理论、建构主义学习理论、交互主义学习理论、学习金字塔理论和反思学习理论等。这些理论可以为教学设计提供指导和支持，帮助教师设计出更加有效的教学活动和教学方案。

二、教学设计模型与框架

（一）教学设计模型

教学设计模型是指为了达成某一教学目标，根据一定的原则和方法进行教学设计的一种模型。下面是常用的几种教学设计模型：

1.活动式教学模型：该模型将学生作为学习的主体，通过学生自主选择和设计学习活动，促进学生自主学习和创造性思维的发展。活动式教学模型包括探究性学习、小组合作学习、游戏化学习等。

2.传统的"教师中心"模型：该模型以教师为中心，教师在教学中发挥主导作用，强调教师对知识的传授和控制，注重教师对学生的管理和监督。这种模型主要包括课堂讲授、测验、考试等。

3.学习者中心模型：该模型强调学生的主体地位，将学习者视为知识的探索者和发现者，鼓励学生主动探究和创造，并强调学习的过程和方法。这种模型包括自主学习、反思性学习、批判性思维等。

4.混合式教学模型：该模型将传统的教学方式和新兴的信息技术相结合，充分利用现代技术的优势，如互联网、多媒体、虚拟现实等，使学习更加灵活和多样化。混合式教学模型可以是线上与线下的结合，也可以是在同一场地进行的不同学习活动的组合。

以上四种模型都是教学设计中常用的模型，不同的模型适用于不同的教学场景和教学目标。在实际教学中，需要根据教学的具体情况和学生的特点，选择合适的教学设计模型。

（二）教学设计框架

教学设计框架是指教师在设计教学内容和方法时所遵循的基本步骤和结构。它可以帮助教师全面地考虑教学目标、学生需求、教学资源、教学方法等因素，从而有效地组织和安排教学过程。以下是教学设计框架的基本步骤：

1. 明确教学目标：确定教学目标是教学设计的首要步骤，它决定了教学的重点和方向。教师应该明确课程目标、学生需求和期望，以及课程的内容和形式。

2. 分析学生需求：教师需要了解学生的学习背景、兴趣、能力和需求，以便设计出符合学生需求的教学内容和方法。

3. 制定教学计划：根据教学目标和学生需求，教师需要制订教学计划，包括课程内容、教学方法、教学资源和评估方式等。

4. 选择教学方法：教师需要根据教学目标、学生需求和教学资源，选择合适的教学方法，如讲授、讨论、实验、案例分析、角色扮演等。

5. 设计教学内容：根据教学目标和学生需求，教师需要设计教学内容，包括知识点、案例、实验等。

6. 准备教学资源：教师需要准备教学所需的各种资源，如教材、课件、实验器材等。

7. 评估教学效果：教师需要对教学效果进行评估，以便及时调整教学策略和方法。

8. 反思教学过程：教师需要反思教学过程，总结教学经验，为以后的教学提供参考。

以上是教学设计框架的基本步骤，教师可以根据具体情况和教学目标进行调整和补充。

三、教学设计的基本原则与指导原则

（一）教学设计的基本原则

1. 学生中心原则：以学生为中心，设计能够满足学生需求和学习风格的教学内容和教学方法。

2. 可接受性原则：设计教学活动和课程内容，确保其在理论和实践方面都是可接受的，同时符合道德和伦理标准。

3. 整体性原则：设计教学过程，强调各部分之间的联系和整体性，使学生可以从整体上掌握知识。

4. 适应性原则：设计教学活动和课程内容，适应不同学生的能力、背景和需求，帮助学生在自己的舒适区内取得进步。

5. 实用性原则：设计教学活动和课程内容，重视学生的实际应用和创造能力，帮助学生将知识应用到实际生活中。

6. 探究性原则：设计教学活动和课程内容，鼓励学生主动探究和发现知识，培养学生的思考和创造能力。

7. 合作性原则：设计教学活动和课程内容，强调合作学习和团队合作，培养学生的沟通和协作能力。

8. 实践性原则：设计教学活动和课程内容，注重实践环节和实践任务，让学生在实践中掌握知识和技能。

9. 反馈性原则：设计教学活动和课程内容，注重反馈机制和反馈方式，帮助学生及时调整和改进学习方法。

10. 持续性原则：设计教学活动和课程内容，注重长期的学习和发展，帮助学生实现长期的成长和发展。

（二）教学设计的指导原则

1. 明确教学目标：确定教学目标，确保所有教学活动都朝着实现这些目标前进。

2. 创造积极的学习氛围：营造一个愉悦、和谐的学习环境，激发学生的学习热情和积极性。

3. 合理分配教学资源：合理安排教学资源，保证学生能够得到充足的学习材料和教学工具。

4. 教学过程合理：根据学生的学习特点和教学内容的要求，制订教学过程，使教学更加合理。

5. 培养学生的创新精神：引导学生发挥自己的想象力和创造力，培养学生的创新精神。

6. 个性化教学：根据学生的个性、兴趣、爱好和能力，实施个性化教学，使每个学生都能够充分发挥自己的潜力。

7. 教学方法灵活多样：根据不同的学科和教学目标，采用不同的教学方式。

8.评价教学效果：及时对教学效果进行评价，及时调整教学策略，不断提高教学效果。

第三节 分析学生特点与需求

一、学生特点与学习风格分析

学生特点和学习风格是教学设计中必须考虑的因素。了解学生的特点和学习风格可以帮助教师制定更有效的教学策略，从而更好地满足学生的需求和提高学习成果。

学生特点可以分为以下几个方面：

1.个体差异：学生在性格、兴趣爱好、认知水平、学习习惯等方面存在差异。

2.社会差异：学生来自不同的家庭背景、文化背景和社会环境，这些因素也会影响学生的学习表现。

3.心理差异：学生在心理上也存在差异，如焦虑、自信、好奇心等。

4.能力差异：学生在学习能力、认知能力、记忆能力、思维能力等方面存在差异。

学习风格是指学生在学习过程中所采用的方法和策略。常见的学习风格包括视觉型、听觉型、动手型和口语型。了解学生的学习风格可以帮助教师更好地引导学生学习。

针对不同的学生特点和学习风格，教师可以采用不同的教学策略。例如，对于视觉型学生，可以采用图片、视频等视觉材料来辅助教学；对于听觉型学生，可以采用讲解、朗读等方式来辅助教学；对于动手型学生，可以采用实验、手工等实践活动来辅助教学；对于口语型学生，可以采用口语训练、讨论等口语活动来辅助教学。

综上所述，学生特点和学习风格是教学设计中必须考虑的因素。了解学生的特点和学习风格可以帮助教师制定更有效的教学策略，从而更好地满足学生的需求和提高学习效率。

二、学生前置知识与技能评估分析

（一）学生前置知识

教学设计中的学生前置知识分析是指在进行教学设计之前，教师需要对学生的前置知识进行了解和分析。这是因为不同学生的前置知识水平可能存在差异，教师需要根据学生的前置知识水平进行相应的调整，以便更好地帮助学生理解和掌握教学内容。

学生前置知识分析的内容可以包括：

1. 学生已经掌握的基本概念和知识点。
2. 学生对于所学内容的理解程度。
3. 学生已经掌握的相关技能和方法。
4. 学生已经了解的相关背景知识和历史背景。
5. 学生已经掌握的其他学科知识。

在进行学生前置知识分析的过程中，教师需要与学生沟通，了解学生的情况，收集学生的意见和建议，以便更好地了解学生的需求和水平，从而进行更加有效的教学设计。

（二）技能评估

在教学设计中，学生技能评估分析是非常重要的一部分，它能够帮助教师更好地了解学生的技能水平和掌握情况，以便更好地指导和调整教学内容和方法。以下是学生技能评估分析的详细内容：

1. 评估方法：评估方法是教学设计中学生技能评估分析的基础。常用的评估方法包括课堂测验、小组讨论、作业、项目研究、口头报告等。评估方法的选择应根据教学目标、教学内容和学生技能水平来确定。

2. 评估指标：评估指标是衡量学生技能水平的标准。评估指标应该与教学目标紧密相关，能够准确地反映学生的技能水平。常用的评估指标包括理解能力、分析能力、创造能力、应用能力、沟通能力等。

3. 评估标准：评估标准是评估指标的具体化。评估标准应该明确、具体、可操作，能够帮助教师准确地评估学生的技能水平。评估标准应该与教学目标紧密相关，能够准确地反映学生的技能水平。

4. 评估结果分析：评估结果分析是学生技能评估分析的核心部分。在这一关键环节中，教师需要细致审视学生展现的技能水平，明确他们在学习过程中所表现出的显著优势。同时，教师也应识别学生在知识理解、技能熟练度、思维拓展、学习态度和社交互动等方面的不足。基于这些分析调整教学目标和教学内容，以更好地满足学生的需求。

总之，学生技能评估分析是教学设计中非常重要的一部分。它能够帮助教师更好地了解学生的技能水平和掌握情况，以便更好地指导和调整教学内容和方法。在实际教学中，教师应该根据评估结果进行分析和调整，以提高教学效果。

三、学生需求与目标明确

（一）学生需求

在教学设计中，学生需求是一个非常重要的考虑因素，因为教学应该以学生为中心，让学生感到满意和受益。以下是几个需要考虑的学生需求：

1. 学习目标：教学设计应该考虑学生的学习目标，并帮助他们达到这些目标。这意味着设计的教学内容和方法应该能够激发学生的学习兴趣和动机，帮助他们掌握知识和技能。

2. 学习风格：每个学生的学习风格都不同，有些学生喜欢听讲座，有些学生则更喜欢看视频或参加实践活动。因此，教学设计应该考虑到不同的学习风格，以便让学生能够以自己最喜欢的方式学习。

3. 个性化需求：学生的个性化需求也需要在教学设计中得到考虑。有些学生可能需要额外的支持或资源来帮助他们学习，例如有学习障碍或存在文化差异的学生。教学设计应该能够满足这些学生的个性化需求，以便让他们能够更好地参与学习。

4. 评估方法：教学设计应该考虑如何评估学生的学习成果，并为学生提供反馈。评估方法应该与教学目标相匹配，以便让学生知道自己在哪些方面做得好，哪些方面需要改进。

总之，在教学设计中，学生需求是一个重要的考虑因素，教学应该以学生为中心，以便让学生能够更好地学习和成长。

（二）目标明确

教学设计中的目标明确是指教师在设计教学内容和活动时，要明确课程目标和学生应该达到的学习目标，以便有针对性地进行教学活动，并评估学生的学习成果。以下是教学设计中目标明确的重要性：

1. 帮助教师更好地制定教学计划：目标明确可以帮助教师更好地制定教学计划，包括教学内容、教学方法、教学资源等方面的安排，从而确保教学内容与目标相一致，帮助学生达到预期的学习成果。

2. 促进学生学习成效：明确的学习目标可以帮助学生更好地理解和掌握所学知识和技能，激发学生学习的积极性和主动性，从而提高学生的学习成效。

3. 帮助教师进行评估和反思：教师可以根据课程目标和学生学习目标，设计合适的评估方式和反思方式，及时发现学生的学习问题和不足，进而调整教学策略和方法，以达到更好的教学效果。

4. 提高教学效率和质量：目标明确可以使教学活动更加有针对性和高效性，从而提高教学效率和质量，让学生在有限的时间内获得更多的知识和技能。

因此，在教学设计中，教师应该充分考虑课程目标和学生学习目标，明确教学目标，确保教学内容与目标相一致，帮助学生达到预期的学习成果。

以下是明确目标的几个关键步骤：

1. 了解学生：教师应该了解学生的学习水平、兴趣爱好和学习需求，这有助于确定合适的目标和教学方法。

2. 明确课程目标：根据教学大纲和教学计划，教师应该明确课程目标，包括知识、技能和情感方面的目标。

3. 制定教学目标：根据课程目标，教师应该制定具体的教学目标，包括知识目标、技能目标和情感目标。

4. 设定可衡量的目标：教师应该确保教学目标是可衡量的，以便能够对学生的学习进度进行跟踪和评估。

5. 与学生共同制定学习目标：教师应该与学生共同制定学习目标，以确保学生能够参与到课程设计中，提高学生的学习动力和积极性。

6. 将教学目标融入教学设计：教师应该将教学目标融入教学设计中，包括课程计划、教学方法和评估方式，确保教学过程与教学目标一致。

总之，明确目标是教学设计中非常重要的一步，它能够帮助教师制定更加清晰的教学计划，确保学生在课堂上能够得到最大的收益。

第四节　设定教学目标

一、教学目标的分类与层次

教学目标可以根据不同的标准进行分类和层次划分，以下是几种常见的分类与层次：

1. 分类标准

根据教学目标的具体表述形式可以分为直接目标和间接目标两类。

直接目标是指学生在学习过程中应该直接获得的结果或表现，是明确具体的，例如：

- 了解有机化合物的性质和反应机理。
- 熟练掌握平面直角坐标系中的坐标表示和计算。
- 熟悉电影艺术的基本知识和表现技巧。
- 掌握基础编程语言的语法规则并能编写简单的程序。

间接目标是指学生在学习过程中应该逐渐培养的能力和素质，不一定能直接反映在结果上，例如：

- 具有批判性思维和问题解决能力。
- 有团队协作和沟通能力。
- 掌握语言表达和演讲技巧。
- 培养自主学习和探究精神。

2. 层次划分

根据目标的不同层次和深度，可以将教学目标分为基本目标、中等目标和高级目标。

基本目标是最基本的教学目标，是在实现教学过程中必不可少的部分，例如：

- 知道基本概念和术语。
- 掌握基本方法和技巧。
- 熟悉基本知识和事实。

中等目标是相对基本目标更高层次的教学目标，可以作为进一步提高学生学习效果和能力的目标，例如：

- 理解和掌握复杂概念和知识。
- 熟练运用方法和技巧进行实践和探究。
- 了解学科前沿和发展动态。

高级目标是相对中等目标更高层次的教学目标，是更深入、更具挑战性的目标，例如：

- 探究和解决具有挑战性的问题。
- 发展和应用创新性思维和解决方案。
- 推动学科发展和社会进步。

在实际教学过程中，不同的目标组合在一起可以形成一个更完整、更系统的教学目标。例如：掌握某一学科的基本概念和知识，同时具备专业的思维和解决问题的能力。熟练运用某一领域的实践方法和技巧，同时具备跨学科应用和发展的意识和能力。在探究和解决复杂的社会和科技问题时，兼具社会责任感和国际视野。教学目标的分类与层次可以帮助教师更好地制定教学计划和评估学生学习成果，同时也能够为学生提供更有针对性的学习和发展方向。

二、教学目标的具体化与描述

教学目标是教学过程中的指导方针，它要求学生在特定的时间内掌握某一方面的知识或技能，从而实现教学目的。因此，教学目标的具体化和描述非常重要，以确保学生能够清楚地了解自己的学习任务和期望。

教学目标的具体化可以采用以下步骤：

1. 明确教学内容和学习要求：在教学之前，教师应该清楚地了解自己所教授的内容和学生的学习要求，这有助于教师将教学目标具体化。

2. 列出主要的学习目标：根据教学内容和学生的学习要求，列出主要的学习目标。这些目标应该具体、可衡量、有时限和与教学内容相关。

3. 将主要的学习目标细化为具体的行动目标：将主要的学习目标进一步细化为具体的行动目标。例如，如果主要的学习目标是让学生掌握一个概念，那么具体的行动目标可设定为撰写一篇文章或做一个实验。

4. 使用可视化工具来表达目标：将目标转化为可视化工具，例如流程图、表格、思维导图等。这些工具可以帮助教师更好地表达目标，使学生更容易理解和记忆。

教学目标的描述应该包括以下要素：

1. 学习目标的具体性：描述目标应该尽可能地具体和明确，以便学生能够清楚地了解自己的学习任务和期望。

2. 可衡量性：描述目标应该能够被量化和衡量，以便教师和学生都能够评估学生是否达到了目标。

3. 有时限性：描述目标应该有明确的时间限制，以便学生能够合理安排时间和任务。

4. 与教学内容的相关性：描述目标应该与教学内容相关，以确保学生能够学到有用的知识和技能。

5. 挑战性：描述目标应该具有一定的挑战性，以激发学生的学习兴趣和动力。

例如，设定教学目标为"让学生能够阅读并理解一篇科技文章"。这个目标可以进一步细化为具体的行动目标，例如：

（1）在教学前阅读并了解科技文章的主题和背景，通过分析和解释文章中的关键概念和信息来理解文章的主要观点。

（2）写一篇文章，描述文章中的关键概念和信息，并展示自己对文章的理解和分析。

在描述这个目标时，需要明确学习目标的具体性、可衡量性、有时限性、与教学内容相关性和挑战性。例如：通过本课程的学习，学生将能够阅读并理解一篇科技文章，包括分析和解释文章中的关键概念和信息，并写一篇自己对文章的理解和分析报告。这个目标的具体衡量标准包括学生对文章中的关键概念和信息的理解和分析程度，以及文章写作的质量和准确性。学生需要在教学期限内完成这个目标，并将其作为学期成绩的一部分。

三、教学目标与学生能力培养的关系

教学目标与学生能力培养密不可分。教学目标是指教师在一段时间内期望学生掌握的知识、技能和形成的态度。而学生能力培养则是指教师在教学过程中，通过各种方式帮助学生获得新的知识、技能和培养的态度，并使其能够应用这些知识、技能和态度解决问题。

教学目标与学生能力培养之间存在以下几种关系：

1. 教学目标制定与学生能力培养之间是一种目标与过程的关系。教学目标制定是教师在教学中对学生能力培养的初步规划，而学生能力培养是在教学过程中实现这些目标的过程。

2. 教学目标与学生能力培养之间存在紧密且有机的关系。教学目标与学生能力培养之间是一种相互促进、相互依存的关系，只有通过教学目标的制定和学生能力培养的实施，才能使学生得到更好的发展。

3. 教学目标与学生能力培养之间呈现一种个性化的关联。教学目标和学生能力培养需要根据学生的个性和差异制定和实施，因为不同的学生有不同的学习需求和学习方式。

因此，教学目标与学生能力培养之间是一种相互促进、相互依存且个性化的紧密关系，只有在教学目标与学生能力培养之间建立了这种关系，才能更好地促进学生的发展和提高教学质量。

第五节　任务分析与学习任务设计

一、任务分析

教学设计的任务分析是一项重要的教学准备工作，旨在帮助教师明确教学目标、设计教学活动和评估教学效果。具体而言，教学设计的任务分析包括以下几个方面：

1. 确定教学目标：教学目标是教学活动的基础和核心，它们应该明确、具体、可衡量和可实现。教师应该考虑学生的认知、情感和技能发展需求，制定合理的教学目标。

2. 确定教学内容：教学内容是教学活动的重要组成部分，它们应该符合学生的认知水平和需求，与教学目标相一致，并具有实用性和趣味性。

3. 设计教学活动：教学活动是教学内容的实现方式，它们应该能够引导学生进行探究、交流和实践，帮助学生理解和掌握知识和技能。教师应该根据教学目标和内容，选择适当的教学活动，如讲解、讨论、实验、演示等。

4. 制订评估计划：评估是教学活动的重要环节，它能够帮助教师了解学生的学习情况和教学效果。教师应该根据教学目标和内容，设计合适的评估方式，如考试、作业、小组讨论等。

5. 实施教学计划：教师应该按照教学计划进行教学活动，并注意及时调整和改进教学方法和策略，以满足学生的需求和达成教学目标。

6. 评估教学效果：在教学设计的任务分析中，评估教学效果扮演着举足轻重的角色。它要求教师首先设定明确的评估标准，并灵活运用笔试、实操考核、口头测试等多种评估方法，确保评估过程的公平性和客观性。通过实施这些评估，教师可以系统地收集学生的学习数据，深入分析评估结果，从而准确了解教学成效与存在的问题。基于这些宝贵的反馈，教师能够及时调整教学策略，优化教学内容与方法，以期达到更好的教学效果，确保学生能够有效掌握所学知识，达成既定的学习目标。

总之，教学设计的任务分析是一项系统性、科学性和创造性的工作，它需要教师具备丰富的教学经验和教育理论知识，同时还需要注重教学实践和反思，不断提高教学水平和效果。

二、学习任务设计

学习任务设计是教学设计中非常重要的一环，它是根据教学目标和学习者的特点，制定具体的学习任务和学习活动，以达到学习目标的设计过程。以下是教学设计的学习任务设计的一般步骤：

1. 明确教学目标：确定本次教学的主要目标，例如提高学生的英语听说能力，提高学生的创造力和团队合作能力等。

2. 确定学习者：了解学习者的年龄、性别、兴趣爱好、知识背景等，以便设计符合学习者需求的学习任务。

3. 确定学习内容：根据教学目标和学习者的需求，确定本次教学的学习内容，例如英语口语练习、科学实验、创意绘画等。

4. 制定学习任务：根据教学目标和学习内容，制定具体的学习任务，例如模拟商务会议、小组讨论、创意绘画等。

5. 设计学习活动：根据学习任务，设计具体的学习活动，例如角色扮演、讨论、实验等。

6. 制定评价标准：制定评价标准，以便评估学生的学习成果，例如学生的表现、学习态度、学习成果等。

7. 确定学习进度：根据学习任务和学习活动的难易程度，确定学习进度，以便安排合理的学习计划。

8. 实施教学：根据教学计划，实施教学活动，以达到预期的教学效果。

9. 反思和总结：教学结束后，对教学效果进行反思和总结，以便改进教学方法和教学策略。

以上是教学设计中学习任务设计的一般步骤，在实际教学中，可以根据具体情况进行调整和完善。

在设计学习任务时，应注意以下几点：

1. 任务应具有一定的挑战性，既不能太容易，也不能太难。

2. 任务应具有一定的针对性，要求学生针对特定的问题或目标进行学习。

3. 任务应具有一定的开放性，要求学生在学习中具有一定的自主性和创造性。

4. 任务应具有一定的实践性，要求学生在学习中进行实践和探究。

5. 任务应具有一定的评价性，要求学生在完成任务后进行自我评价和反思。

三、教学任务与学习任务的区别与联系

教学任务和学习任务都是教育过程中的重要概念，它们之间有区别和联系。

教学任务是指教师为完成教学目标而制定的教学计划和安排，它包括教学内容、教学方法、教学评价等方面。教学任务的核心是教学目标，教师通过制定教学任务来确保学生在学习中能够达到预期的教学目标。

学习任务则是学生在学习过程中要完成的任务，它包括学习目标、学习方法、学习评价等方面。学习任务的核心是学生的学习成果，学生通过完成学习任务来实现自己的学习目标。

教学任务和学习任务之间有着紧密的联系，教师制定教学任务是为了指导学生完成学习任务，学生在完成学习任务的过程中，也会不断地提出新的学习需求和问题，为教师提供反馈和改进的机会。因此，教学任务和学习任务相互促进，相互影响，共同推动教育过程的进展。

教学任务和学习任务是教育领域中常用的概念，它们的区别和联系如下：

区别：

（1）定义不同：教学任务是指教师为实现教育目标，安排在一定时间内完成的教学活动；学习任务是指学生在学习过程中为了达成某种学习目标而设定的具体学习内容。

（2）内容不同：教学任务的内容通常包括教师对学生的知识传授、技能培养、思想引导等；学习任务的内容则是指学生为了完成某个具体学习目标

而需要掌握的知识和技能。

（3）完成者不同：教学任务的完成者是教师，学习任务的完成者是学生。

联系：

（1）目的相同：教学任务和学习任务的共同目的都是促进学生的全面发展，提高其综合素质。

（2）相互关联：教学任务和学习任务之间相互关联，教师的教学任务通常是基于学生的学习任务而安排的。同时，学生的学习任务也会对教学任务产生影响，如学生的学习成绩、学习态度等都会影响教师的教学效果。

（3）任务分工不同：在教学中，教师的任务主要是制订教学计划、组织教学活动、指导学生学习；而学生的任务则是完成学习任务，主动参与教学活动。

四、设计具有挑战性和意义的学习任务

设计具有挑战性和意义的学习任务可以遵循以下步骤：

1. 确定学习目标：明确学生想要学习什么，以及他们需要掌握哪些技能和知识。这有助于确保教学任务是有针对性的，能够帮助学生达到他们的学习目标。

2. 设计任务：根据学习目标，设计任务。任务应该具有挑战性，能够激发学生的兴趣和好奇心。任务可以是项目报告、研究报告、演讲、写作等。

3. 提供支持：提供学生完成任务所需的资源和支持。这可能包括提供教材、指导、辅导、培训等。

4. 设定期限：为任务设定期限，以确保学生能够按时完成任务。这也有助于学生提升时间管理技能和任务重要性排序技能。

5. 提供反馈：提供及时和具体的反馈，帮助学生改进和发展他们的技能和知识。这可以是口头反馈、书面反馈或在线反馈。

6. 调整任务：如果学生在任务中遇到困难，请考虑调整任务，以便更好地满足他们的需求和适应他们的能力水平。

总之，设计具有挑战性和意义的学习任务需要综合考虑学生的需求和能力水平，以及教学目标和学习目标。通过提供支持、设定期限和提供反馈，可以帮助学生充分发挥潜力，达到他们的学习目标。

第六节　教学策略与方法的选择

一、教学策略与方法的选择原则

1. 以学生中心

教学策略与方法的选择应紧密围绕教学目标展开,确保教学活动能够有效达成预定目标。教学目标是教学活动的核心,所有教学策略和方法都应服务于这一目标。同时,教学策略与方法的选择还应以学生的需求、兴趣和学习风格为出发点,充分考虑学生的个体差异。学生是学习的主体,教学活动应以学生为中心,满足不同学生的学习需求,激发他们的学习积极性。

2. 教学内容的适配性与多样化

教学策略与方法的选择应与教学内容的性质和特点相匹配,确保教学方法能够有效支持内容的传授。不同的教学内容适合不同的教学方法,教师应根据内容特点灵活选择。此外,教学策略与方法的选择应多样化,避免单一的教学模式。多样化的教学方法可以满足不同学生的学习需求,同时也能丰富教学活动的形式,提高教学的趣味性和互动性。

3. 教学反馈的灵活性、科学性

教学策略与方法的选择应具有灵活性,能够根据教学过程中的实际情况进行调整。教学过程中可能会出现各种不可预见的情况,教师需要根据实际情况灵活调整教学策略与方法。教学策略与方法的选择应基于科学的教学理论和实证研究,确保教学方法的有效性。此外,教学策略与方法的选择应注重教学过程中的反馈信息,根据反馈及时调整教学策略与方法,以确保教学活动的顺利进行和教学效果的提升。

二、教学方法的分类与特点

教学方法是指教师根据教学目标和教学内容所采用的一种教学方式或策略。教学方法可以根据不同的标准进行分类,常见的分类方式有以下几种:

1. 按教学方式分类：（1）直接教学法。指教师直接讲解，学生通过听、看、想等方式获取知识和技能的教学方法。（2）间接教学法。指教师通过案例分析、讨论、模拟、演示等方式，让学生在学习过程中主动探究和实践，以获取知识和技能的教学方法。

2. 按教学手段分类：（1）口头讲授法。指教师通过口头语言，直接向学生传授知识和技能的教学方法。（2）文字教学法。指教师通过课本、教学辅导材料等书面资料，向学生传授知识和技能的教学方法。（3）图示教学法。指教师通过示范图、演示图、模型等，向学生展示事物的形象，使学生能够直观地理解和掌握知识和技能的教学方法。

3. 按教学对象分类：（1）群体教学法。指针对同一学生群体进行的教学方法，如集体讲授、班级授课等。（2）个别教学法。指针对不同的学生进行的教学方法，如一对一教学、个别辅导等。

4. 按教学内容分类：（1）语言文字教学法。指以语言文字为主要教学内容的教学方法，如语文、英语等学科。（2）实践操作教学法。指以实践操作为主要教学内容的教学方法，如机械制造、生物实验等学科。不同的教学方法有其各自的特点和优缺点。教师在教学中需要根据教学目标和教学内容，选择合适的教学方法，以提高教学效果。在教学方法选择方面，有以下建议：

（1）根据学生的学习需求和学习风格选择适当的教学方法。不同的学生有不同的学习需求和学习风格，需要根据学生的特点来选择教学方法。例如，一些学生可能更喜欢听讲座或者小组讨论，而另一些学生则更喜欢实践或者自主学习。

（2）采用多种教学方法相结合的方式。单一的教学方法往往难以满足学生的需求，因此可以采用多种教学方法相结合的方式，如讲解、实践、小组讨论、案例分析等，以更好地激发学生的学习兴趣和积极性。

（3）利用现代科技手段。现代科技手段如互联网、多媒体教学、虚拟实验等，可以提供更加生动、直观、丰富的学习体验，从而提高学生的学习效果。

（4）考虑课程特点和目标。在选择教学方法时，需要考虑课程的特点和目标，例如是否需要进行实践操作、是否需要进行理论分析等。根据课程的特点和目标来选择教学方法，可以更好地满足学生的学习需求。

（5）不断调整和改进教学方法。教学方法是一个不断调整和改进的过程，需要不断根据学生的反馈和教学效果来调整和改进。只有不断优化教学方法，才能更好地促进学生的学习和成长。

常用的教学方法主要有以下特点：

1. 直观教学法　直观教学法是一种通过形象化、生动化的方式进行教学的方法。这种方法适用于初中阶段和小学阶段的教学。直观教学法能够使学生感性认识知识，激发学生的兴趣，培养学生的想象力和创造力。

2. 模拟教学法　模拟教学法是通过模拟现实情境，使学生获得实践经验的一种教学方法。这种方法适用于初中阶段和高中阶段的教学。模拟教学法能够帮助学生掌握知识，增强实践能力和创新能力。

3. 任务教学法　任务教学法是一种将任务分解成具体步骤，通过一步步的实践操作来完成任务的教学方法。这种方法适用于初中阶段和小学阶段的教学。任务教学法能够培养学生的自主学习能力，提高学生的学习效果。

4. 问题教学法　问题教学法是一种以解决问题为主要目的的教学方法。这种方法适用于初中阶段和高中阶段的教学。问题教学法能够帮助学生自主探究知识，培养学生解决问题的能力。

5. 活动教学法　活动教学法是一种通过组织学生参加实际活动来促进学生学习的教学方法。这种方法适用于小学阶段和初中阶段的教学。活动教学法能够培养学生的团队协作能力，增强学生的实践能力和创新能力。

6. 评价教学法　评价教学法是一种通过评价学生的学习情况，来引导学生学习的教学方法。这种方法适用于小学阶段和初中阶段的教学。评价教学法能够促进学生的自我认识和自我发展，培养学生的学习兴趣和动力。

三、教学策略与方法的应用

教学策略和方法是指在教学过程中采用的教学手段和教学方式，它们能够帮助教师更好地指导学生学习，提高教学效果。下面是教学策略与方法的应用：

1. 引导式教学策略　引导式教学策略是一种基于问题导向的教学方法，

它能够帮助学生更好地理解知识，培养学生的探究能力和解决问题的能力。教师在教学中应该通过提出问题来引导学生思考和探究，让学生通过自主学习和探究，提高自己的能力和水平。如《激发学生对病案信息管理课学习兴趣的策略探析（PBL 教学方法）》一文强调，PBL 教学法通过提出真实或模拟的复杂问题，引导学生在解决问题过程中主动学习相关知识，能有效激发学生的学习兴趣与动力。在教学设计中，我们可精心设计与病案信息管理密切相关的复杂问题情境，如病案数据质量控制、医疗信息系统故障排查等，让学生在解决问题的"探索之旅"中，自然而然地掌握知识，形成系统化的思维框架，从而提高学习积极性和课程满意度。

2. 案例教学策略　案例教学策略是一种通过案例分析来引导学生学习的教学方法，它能够帮助学生更好地理解知识，提高学生的实践能力和应用能力。教师在教学中应该通过实际案例来引导学生学习，让学生通过案例分析和讨论，提高自己的能力和水平。《CBL 教学模式在病案信息学教学改革中的优势》一文指出，CBL 教学模式以具体病例为学习起点，引导学生围绕病例进行深度探究，既强化了理论知识与临床实际的联系，又锻炼了团队协作与沟通能力。在教学设计中，我们可精选典型病案，设计循序渐进的问题链，引导学生查阅资料、讨论交流，逐步揭示病案信息背后的医学原理、编码规则等知识。同时，通过角色扮演、小组汇报等形式，提升学生的参与度，培养其在实际工作中应对复杂病案信息挑战的能力。

3. 探究式教学策略　探究式教学策略是一种通过学生自主探究来引导学生学习的教学方法，它能够帮助学生更好地理解知识，提高学生的创新能力和解决问题的能力。教师在教学中应该通过启发式教学和实验教学来引导学生探究，让学生通过自主探究和实践，提高自己的能力和水平。郭雨西的研究强调了在病案信息学教学中，理论知识与实践操作的紧密结合至关重要。她提出，通过模拟真实工作场景，设计并实施病案信息处理、编码校验等实践活动，使学生在亲身体验中深化对专业知识的理解，提升实践技能。这一策略启示我们在教学设计时，应充分考虑课程内容的实际应用背景，构建情境化、任务驱动的学习活动，促使学生在解决实际问题的过程中内化知识，增强职业素养。

4. 交互式教学策略　交互式教学策略是一种通过互动和合作来引导学生

学习的教学方法，它能够帮助学生更好地理解知识，提高学生的合作能力和沟通能力。教师在教学中应该通过小组讨论、角色扮演等互动方式来引导学生交流和合作，让学生通过互动和合作，提高自己的能力和水平。张帆的文章探讨了互动启发式教学在国际疾病分类教学中的有效性。互动启发式教学主张教师引导学生主动思考，通过提问、讨论、反思等方式，激发学生探究知识的兴趣和提高解决问题的能力。在教学设计中，我们可以借鉴此法，设置开放性问题、案例分析等环节，鼓励学生运用所学知识自主分析病案信息中的复杂问题，如疾病分类的逻辑关系、编码规则等。教师则扮演辅导者角色，适时提供反馈和指导，培养学生的批判性思维和独立解决问题的能力。

综上所述，教学设计时应充分考量课程特点与学生需求，灵活运用实践导向、启发式教学、CBL 及 PBL 等教学策略与方法，构建以学生为中心、注重实践应用、激发主动学习的教学环境，旨在提升教学质量，培养具备扎实专业知识与实践技能的病案信息学专业人才。

第七节　教学资源与教具的使用

一、教学资源的分类与选择原则

教学资源可以分为以下几类：

1. 课程资源：包括教材、课件、教案、试题等。

2. 教学设备：包括投影仪、多媒体设备、实验室设备、电脑等。

3. 教学软件：包括教育软件、课程管理软件、教学平台等。

4. 网络资源：包括在线课程、学术期刊、网上教育平台、公开课等。

5. 教学辅助工具：包括翻译工具、图像处理软件、计算机编程工具等。

6. 学生资源：包括学生的学习笔记、课程讨论、学生社区等。

7. 教师资源：包括教师的教学经验、教学成果、教学案例等。

8. 校园资源：包括学校图书馆、实验室、体育场馆、校园文化活动等。

教学资源的选择应考虑以下原则：

1. 根据教学目标：教学资源的选择应当紧密围绕教学目标展开，确保能够有效帮助学生掌握所需的知识、提升相应的技能，并培养正确的态度。

2. 根据学生需求：教学资源的选择应该满足不同学生的需求，例如学生的兴趣、能力和学习风格。

3. 考虑课程特点：教学资源的选择应该考虑课程的内容、主题和风格，以确保教学有针对性和趣味性。

4. 考虑时间和空间：教学资源的选择应该考虑时间和空间的限制，以确保教学的效率和适应性。

5. 考虑评估标准：教学资源的选择应该考虑评估标准，以便确定教学是否成功。

二、教学教具的使用技巧与注意事项

1. 教具选择与课程内容紧密契合：在设计教学方案时，首要任务是确保所选教具与课程主题及知识点高度契合。岑艳灵课题强调将解剖模型与临床案例相结合，应用于病案信息学理论教学，这一做法为我们提供了重要启示。例如，在教授病案信息学中涉及人体解剖结构、疾病定位等知识时，实物解剖模型能直观展示复杂的人体构造，帮助学生建立立体认知。同时，结合具体的临床病例，如通过模拟病历实操，让学生在模型上标定病变位置、推测可能的病理机制。这样既锻炼了学生运用理论知识解决实际问题的能力，又增强了课程的实践性和情境性。

2. 教具使用应遵循"由浅入深，循序渐进"的原则：根据岑艳灵的研究，解剖模型与临床案例的融合教学法遵循了知识构建的自然进程，即从基础解剖知识的学习过渡到复杂病例分析。同样，我们在使用其他教学教具时也应遵循这一原则。例如，先引导学生通过基础模型熟悉基本结构，然后引入带有特定病理变化的模型，使学生在对比中深化理解。在病例实操环节，可以从简单的标准化病例入手，逐步过渡到复杂、多因素交织的真实病例，让学生在实践中逐步提升信息收集、整理、分析的能力。

3. 注重教具使用的互动性和参与性：有效的教学教具不仅应具备展示功

能，更应激发学生的主动参与意识。如岑艳灵课题所示，教师可以组织小组活动，让学生分角色扮演医生、患者或病案管理人员，利用解剖模型进行病情模拟、诊断讨论，并记录、整理相关病历信息。这种角色扮演式的教学方式，能极大提升学生的学习兴趣，增强团队协作能力，同时通过亲身体验，使学生深刻理解病案信息学在临床实践中的重要性。

4.适时反馈与评价，确保教具使用效果：在教学过程中，应及时对学生使用教具的情况进行观察、评估与反馈，以确保教具的有效利用。教师可通过观察学生操作模型的熟练程度、病历实操的准确度、小组讨论的活跃度等，了解教具使用效果。同时，设置课后反思环节，鼓励学生分享使用教具学习的心得体会，教师据此调整后续教学策略。此外，结合形成性评价与终结性评价，如定期测试、项目报告、模拟演练等，全面评估教具在提升学生知识掌握、技能操作、问题解决等方面的作用。

5.注意教具使用的规范性和安全性：无论何种教具，使用时都应遵循相应的操作规程，确保学生安全。对于解剖模型、医疗设备等专业教具，应在使用前进行详细的操作演示和安全培训。在病历实操中，要强调保护患者隐私，遵守医学伦理，规范填写病历信息。同时，定期检查、维护教具，确保其处于良好的工作状态。

总而言之，教学教具的使用并非孤立于课程内容之外，而应与之深度融合，成为推动知识理解、技能习得的有效工具。在实践中，我们要精心选择与课程内容匹配的教具，遵循教学规律、合理安排使用顺序，强调互动参与，实施有效评价，同时不忘规范与安全，以此提升教学设计的整体质量。

第八节　教学评价与反馈

一、教学评价的类型与方式

教学评价的类型与方式包括以下几种：

1.终结性评价：主要是对学生在学习过程中所达到的水平、成果进行评价。这种评价通常采用考试、测验、作业、项目报告等方式进行。

2. 形成性评价：主要是对学生在学习过程中的学习行为、学习态度、学习能力等进行评价。这种评价通常采用日常观察、反馈、作业批改、小组讨论等方式进行。

3. 混合性评价：主要是将终结性评价和形成性评价相结合，既考查学生在学习过程中的表现，也考查学生在学习结束时所达到的水平。这种评价方式通常采用课堂观察、课堂作业、小组讨论、期末考试等多种方式进行。

4. 自评和互评：主要是让学生对自己的学习表现进行评价，同时也让同学之间相互评价，以此促进学生自我认识和自我改进。这种评价方式通常采用自我评价表、互评表等方式进行。

5. 评价主体多元化：主要是让不同的评价主体参与到评价中来，包括学生、教师、社会等，以此获得更全面、客观的评价结果。这种评价方式通常采用多方评价、学生评价、社会评价等方式进行。

教学评价可以采用问卷调查、观察、访谈、实验、案例分析等多种方式，具体选择哪种方式要根据具体情况而定。同时，在评价中也要注意公正、客观、科学，避免主观偏见的影响。

二、教学评价工具与方法的选择

教学评价工具与方法的选择应考虑以下几个方面：

1. 目标：评价工具与方法的选择应与教学目标相一致，以确保评价结果准确反映学生的学习成果和能力水平。

2. 学生：评价工具与方法应适合学生的学习特点和能力水平，以避免评价过程中出现的误解和偏见。

3. 内容：评价工具与方法应与教学内容相一致，以确保评价结果真实反映学生的学习情况和掌握程度。

4. 方法：评价工具与方法应多样化，以覆盖不同的评价角度和方法，避免评价结果的片面性。

5. 可行性：评价工具与方法应易于操作和实施，以提高评价效率和准确性。

在选择教学评价工具与方法时，应综合考虑以上因素，并根据具体情况进行合理的选择。常用的教学评价工具与方法包括考试、作业、项目报告、口头表达、实验、讨论等。

教学评价是指通过一系列评估手段来衡量和评价教学过程和教学效果的一种教学管理和评估方式。选择教学评价工具和方法的关键在于评价的目的、评价对象和评价内容等因素。下面介绍一些常用的教学评价工具和方法：

1. 学生调查问卷：可以通过学生自我评价和他人评价来了解学生对教学的满意度和对教师教学能力的评价。

2. 教学反思：教师通过反思自己的教学过程和效果，了解自己的教学特点和优劣，并根据反思结果不断改进教学。

3. 观察记录：通过观察学生的学习情况和行为表现，来评价学生的学习成果和教师的教学效果。

4. 实验和案例分析：通过实验和案例分析来评价学生对知识和技能的掌握情况和能力。

5. 学生作品和表现评价：通过学生的作品和表现来评价学生的学习成果和教师的教学效果。

在选择教学评价工具和方法时，应该根据具体情况进行综合考虑，并根据评价的目的和评价内容来选择最合适的评价工具和方法。同时，也要注意评价工具和方法的科学性和可靠性，确保评价结果的准确性和有效性。

三、学生反馈与教学设计的改进

学生反馈是教学设计改进的重要来源，它可以帮助教师了解学生对教学内容和教学方法的看法，从而改进教学设计。下面是一些可以用来改进教学设计和学生反馈的措施。

1. 设计合适的问卷调查：教师可以设计一份问卷调查来了解学生对教学设计和教学方法的看法。这份问卷调查可以包括各种类型的问题，例如评价课程的质量、学生对课程材料的掌握情况、学生的参与度、学生的学习方式等。通过问卷调查，教师可以收集学生反馈并制定相应的改进措施。

2. 关注学生的学习需求：教师应该了解学生的学习需求，并设计适合他们的教学方法和课程内容。例如，如果学生普遍反映自己缺乏数学方面的基础，那么教师可以通过适当的预备课程和针对性地讲解来帮助学生更好地掌握数学知识。

3. 及时调整教学方法：学生反馈可以让教师了解学生的反映和意见，并根据反馈及时调整教学方法。例如，如果学生反映讲课过于枯燥，那么教师可以考虑加入更多的实例或者活动，以吸引学生的注意。

4. 与学生建立互动关系：教师可以通过与学生建立良好的互动关系，了解学生的情况和需求。例如，教师可以在课堂上积极参与讨论，与学生互动交流，让学生感受到自己是课堂的一部分，从而增强学生的学习兴趣和积极性。

5. 反思和总结教学经验：教师可以定期进行教学反思和总结，了解自己的教学成果和不足之处，并制定相应的改进措施。例如，学生反映教学材料不够生动有趣时，教师可以尝试增加趣味性的教学材料，以提高学生的学习效果。

综上所述，学生反馈对教学设计的改进至关重要，教师应该关注学生反馈，积极采取相应的改进措施，提高教学质量和学生学习效果。

第九节　教学设计的实施与反思

一、教学设计的实施与管理

教学设计的实施与管理包括以下几个方面：

1. 明确目标与任务：教学设计的实施和管理的第一步是明确教学目标和任务，以便确定课程内容和教学方法。教学目标应该与学生的需求和能力相匹配，而任务应该是明确的、具体的、可测量的。

2. 评估教学资源：教学设计的实施和管理需要评估所需的教学资源，包括教师、学生、教材、设备等。教师需要根据教学目标和任务选择最合适的教学资源，以确保教学的有效性和质量。

3. 制订教学计划：制订教学计划是教学设计实施和管理的重要步骤。教学计划应该包括课程内容、教学方法、教学进度和评估方式等。教学计划应该具体、明确和可操作，以便教师能够根据计划开展教学活动。

4. 教学实施：教学实施是教学设计的实施和管理的关键步骤。教师需要按照教学计划的要求开展教学活动，并根据学生的反馈及时调整教学策略和方法，以提高教学效果。

5. 教学评估：教学评估是教学设计的实施和管理的最后一步。教师需要对学生的学习成果进行评估，以了解教学效果，发现问题并及时调整教学策略和方法。教学评估应该客观、科学和有效。

6. 教学管理：教学管理是教学设计的实施和管理的重要组成部分。教师需要对教学活动进行全面管理，包括制定课程表、组织考试、批改作业等。教学管理应该规范、高效、有序。

教学设计是教育教学活动的基础，它的实施和管理直接关系到教育教学质量的高低。下面是教学设计的实施与管理的一些具体内容：

1. 教学设计的实施

（1）制订教学计划：教学计划应根据教学目标、教学内容、教学方法和学生特点等方面制订，确保教学计划的全面性和可行性。

（2）选择教学方法：根据教学目标和教学内容选择适合的教学方法，如讲授、演示、讨论、实验等。

（3）教学资源准备：根据教学计划准备好教学所需的各种资源，如教材、课件、实验器材等。

（4）课堂教学：按照教学计划进行课堂教学，注重学生的参与和互动，及时解决学生的疑惑和问题。

（5）作业布置：根据教学计划布置作业，鼓励学生独立思考和创新。

（6）评估教学效果：及时评估教学效果，反思教学过程中存在的问题，不断改进教学方法和策略。

2. 教学设计的管理

（1）建立教学管理制度：制定教学管理制度，规范教学行为，确保教学活动的规范化和科学化。

（2）制定评估标准：制定评估标准，评估教学效果，为教学质量的提高提供参考依据。

（3）建立教学反馈机制：建立教学反馈机制，及时了解学生的反馈意见和建议，及时调整教学方法和策略。

（4）加强教师培训：加强教师培训，提高教师的教学水平和教学能力，促进教学质量的提高。

（5）优化教学资源：优化教学资源，加强教学设备和教学用具的管理和维护，为教学活动提供更好的支持和保障。

二、教学设计的过程反思与改进

教学反思，是指教师对教育教学实践的再认识、再思考，并以此来总结经验教训，进一步提高教育教学水平。换句话说，就是探究如何教、如何学，通过对教学策略和教学效能的全面反思，获得体验，形成对教学行为深层次的理解，使教师的角色从"技术的操作者"逐步转变为"反思的推进者"。

（一）教学设计的过程反思与改进的方法

在进行教学设计时，不仅需要深入理解教学内容和目标，还需要反思和改进教学设计的过程。下面是一些反思和改进教学设计的方法：

1. 了解学生：在教学设计的过程中，需要了解学生的需求、兴趣和学习风格。这可以帮助你选择最佳的教学方法和资源。

2. 重新评估目标：在开始设计课程之前，需要确保目标清晰明确。然而，在课程的不同阶段，需要不断地重新评估目标。如果发现原来的目标不适用于现在的学生，需要及时调整。

3. 创造有趣的课程：一个有趣的课程可以吸引学生的兴趣，并激发他们的好奇心。通过设计互动式的活动和任务，可以使课程更加生动有趣。

4. 合理安排教学时间：一个好的教学设计应该充分考虑学生的需求和教学资源。确保教学时间的合理分配，充分利用时间，使学生可以充分理解和掌握教学内容。

5. 不断地评估和反馈：在教学设计的过程中，需要定期评估和反馈，以确保教学计划的实施是有效的。学生的反馈也很重要，可以通过他们的表现和成绩来判断教学计划是否成功。

通过以上方法，可以不断改进和优化教学设计的过程，使教学更加有效和成功。

（二）教学反思和改进的步骤

教学设计是教师在备课时进行的一项重要工作，其目的是提高教学效果和学生学习的成果。在进行教学设计的过程中，教师需要进行反思和改进，以下是具体的步骤：

1. 总结反思：教师需要对之前的教学设计进行总结和反思，找出问题和不足之处，如课堂时间不够充足、教学方法单一等，并对其进行分析和归纳。

2. 设计改进方案：在总结和反思的基础上，教师需要设计改进方案，针对不足之处进行调整和改进。例如，可以增加课堂互动环节、采用多样化教学方法等，以提高教学效果和学生学习成果。

3. 实践检验：在改进方案的基础上，教师需要进行实践检验，看看是否有效果，并及时调整和改进。如果发现改进方案不够理想，还需要再次进行总结和反思，重新设计方案。

4. 不断改进：教学设计是一个不断改进的过程，教师需要在教学实践中不断总结和反思，及时调整和改进教学设计，以提高教学效果和学生学习成果。

综上所述，教学设计的过程需要不断反思和改进，以提高教学效果和学生学习成果。教师需要认真对待教学设计的每一个环节，注重实践和调整，以达到最好的教学效果。

（三）教学反思的内容

教学反思包括教学前反思、教学中反思、教学后反思。

教学前反思的内容包含反思确定内容、阶段及具体实施方法对学生的需要和满足这些需要的具体目标，以及达到这些目标所需要的动机、教学模式和教学策略。还要在对本学科、本册教材、本单元、本课时制定教学计划时列出反思的关键项目。如：第一，需要教给学生哪些关键概念、结论和事实；第二，教学重点难点的确定是否准确；第三，教学内容的深度和范围对学生而言是否适度；第四，所设计的活动哪些有助于达到教学目标；第五，教学内容的呈现方式是否符合学生的年龄和心理特征；第六，哪些学生需要特别关注；第七，哪些条件会影响授课的效果……

教学中反思是教师在教学过程中，对不可预料情况发生进行的反思以及教师在和学生互动过程中，根据学生的学习效果反馈，对教学计划进行的调整。不可预料情况发生时，教师要善于抓住有利于教学计划实施的因素，因势利导，不可让学生牵着鼻子走。根据学生反馈对教学计划的修改和调整也要适当，不可大修大改。

教学中反思要求教师全身心地投入教学活动中，调动各种感官捕捉反馈信息，快速、灵活地做出调整和反应。教学中反思教师可运用录音和录像技术，与观察手段一起为以后的教学后反思提供信息。

教学后反思围绕教学内容、教学过程、教学策略进行。具体为：

第一，教学内容方面：（1）确定教学目标的适用性。（2）对实现目标所采取的教学策略做出判断。

第二，教学过程方面：（1）回忆教学是怎样进行的。（2）对教学目标的反思：是否达到预期的教学效果。（3）对教学理论的反思：是否符合教与学的基本规律。（4）对学生的评价与反思：各类学生是否达到了预定目标。（5）对执行教学计划情况的反思：改变计划的原因和方法是否有效，采用别的活动和方法是否会更有效。（6）对改进措施的反思：教学计划怎样修改会更有效……

第三，教学策略方面：（1）感知环节：教师要意识到教学中存在的问题与自己密切相关；（2）理解环节：教师要对自己的教学活动与倡导的理论，行为结果与期望进行比较，明确问题根源；（3）重组环节：教师要重审教学思想，寻求新策略；（4）验证环节：检验新思想、新策略、新方案是否更有效，形成新感知，发现新问题，开始新循环。

教师教学反思的过程，是教师借助行动研究，不断探讨与解决教学目的、教学工具和自身方面的问题，不断提升教学实践的合理性，不断提高教学效益和教科研能力，促进教师专业化的过程，也是教师直接探究和解决教学中的实际问题，不断追求教学实践合理性，全面发展的过程。

（四）教学反思书写示例

教学反思就是研究自己如何教，自己如何学。教中学、学中教。教师应不断对自己的教育实践深入反思，积极探索与解决教育实践中的一系列问题，进一步充实自己，优化教学，并使自己逐渐成长为一名称职的人类灵魂工程师。写好教学反思可以从以下六点思考。

1. 写成功之处：在教学实践中，应当细致记录那些达到预定教学目标、激发学生共鸣、灵活应对课堂变化、设计清晰板书、巧妙运用教学思想与方法、有效应用教育学与心理学原理，以及在教学方法上进行的创新与改革等成功经验，这些记录将为未来的教学提供宝贵的参考，使我们能够在这些基础上不断进行改进和完善，推动教学实践向更高层次发展。

2. 写不足之处：即使是成功的课堂教学也难免有疏漏、失误之处，对它们进行系统的回顾、梳理，并对其作深刻的反思、探究和剖析，使之成为今后在教学上的经验、教训。可以写：哪些教学环节处理不当；设置的问题是否缺乏思维元素，或问题太多难以完成；学生自主探究能力有没有激发；小组合作和讨论是否流于形式；学习小结是否高效归纳知识点；教学资源有没有很好利用；教学方法和手段应用是否恰当等。

3. 写教学灵感：课堂教学中，随着教学内容的展开，师生的思维发展及情感交流的融洽，往往会因为一些偶发事件而产生瞬间灵感，这些"智慧的火花"常常不期而至，若不及时利用课后反思去捕捉，便会因时过境迁而烟消云散，令人遗憾不已。

4. 写学生创新：在课堂教学过程中，学生是学习的主体，学生总会有"创新的火花"在闪烁，教师应当充分肯定学生在课堂上的一些独特见解，这样不仅使学生的好方法、好思路得以推广，而且对学生也是一种赞赏和激励。同时，这些难能可贵的见解也是对课堂教学的补充与完善，可以拓宽教师的教学思路，提高教学水平。因此，将其记录下来，可以作为今后教学的丰富材料养分。

5. 写再教设计：一节课下来，静心沉思，摸索出了哪些教学规律；教法上有哪些创新；知识点上有什么发现；组织教学方面有何新招；解题的诸多误区有无突破；启迪是否得当；训练是否到位等。及时记下这些得失，并进行必要的归类与取舍，考虑一下再教这部分内容时应该如何做，写出"再教设计"，这样可以扬长避短、精益求精，把自己的教学水平提高到一个新的境界和高度。

6. 写协作反思总结：以上的反思比较局限于个人层面。集体反思过程，往往是由主持人做总结，这个过程应该拓展到每个协作反思者，这样就有可能比较好地促进每个人的个性化成长。在协作反思过程中，教师首先需要勇于袒露自我，勇于展示内心的想法。其次，教师要降低习惯性防卫心理，要善于倾听大家的想法和意见，并能针对他人的看法给予积极的回应。最后，在相互交流的过程中衍生出的新问题，能促进教师间的深度交流，促进教师的专业成长。

三、教学设计的持续发展与专业成长

教学设计是教师必须具备的重要技能之一，是实现课堂教学目标的重要手段。教学设计的持续发展与专业成长，可以从以下几个方面入手：

1. 教学设计的新理念：随着教育改革的不断深入，教学设计也需要不断更新，以适应新的教育理念。例如，"以学生为中心"的教学理念强调学生的主体地位，教师需要在教学设计中更多地考虑学生的需求和兴趣，引导学生主动学习。此外，新的教学理念也会对教学设计提出新的要求，如如何利用新技术来改善教学效果等。

2. 教学设计的实践经验：教学设计需要实践，通过不断实践，教师可以积累更多的经验，不断改进教学设计，提高教学效果。在实践中，教师需要不断反思，总结经验，提高自己的教学水平。

3. 教学设计的评估与反馈：教学设计的评估与反馈是教学设计的重要组成部分，可以帮助教师发现教学设计中存在的问题，及时进行改进。教师可以通过教学评估、学生反馈等方式，了解学生的学习情况和需求，调整教学设计，提高教学效果。

4. 教学设计的跨学科应用：教学设计需要跨学科应用，例如在课程设计中，教师需要考虑到学科之间的关系，如何整合不同学科的知识，设计出更具有实际应用价值的课程。同时，教师也需要学习其他学科的知识，提高自己的跨学科能力。

总之，教学设计的持续发展与专业成长需要教师不断学习和实践，不断探索新的教学理念和方法，提高自己的教学水平。

第二章

病案信息学课程思政建设

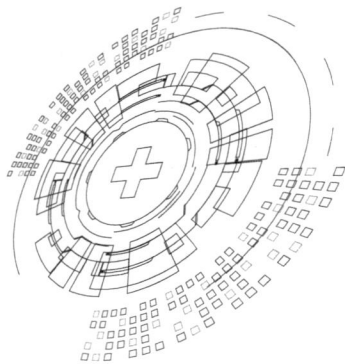

第一节 课程思政建设的实施要求

一、课程思政的内涵

"课程思政"一词由上海市委、市政府于 2014 年在思想政治教育改革探索中首次提出。2017 年 12 月，教育部印发《高校思想政治工作质量提升工程实施纲要》，明确提出构建"十大育人"体系，要求"大力推动以'课程思政'为目标的课堂教学改革，优化课程设置，修订专业教材，完善教学设计，加强教学管理，并梳理各门课程所蕴含的思想政治教育元素和所承载的思想政治教育功能，融入课堂教学各环节，实现思想政治教育与知识体系教育的有机统一"。2020 年 5 月 28 日，教育部印发《高等学校课程思政建设指导纲要》，该《纲要》对高校课程思政建设提出了指导性意见，进一步推动了高校课程思政建设的步伐。目前，课程思政观念日益深入人心，在全国范围高校获得关注和认同。

课程思政是一种教育理念，旨在构建全员、全程、全方位的"三全"育人体系，将各类课程与思想政治理论课同向同行，将显性教育和隐性教育相统一，形成全方位协同育人效应，落实"立德树人"的根本任务。

二、课程思政的目标

《高等学校课程思政建设指导纲要》对高校课程思政建设的目标、内容重点、培养方案等提出了指导性意见，指出"课程思政建设工作要围绕全面提高人才培养能力这个核心点，在全国所有高校、所有学科专业全面推进，促使课程思政的理念形成广泛共识，广大教师开展课程思政建设的意识和能力全面提升，协同推进课程思政建设的体制机制基本健全，高校立德树人成效进一步提高"。

课程思政的目标是打破专业教育与思想政治教育割裂的教育体系，将学科课程与思政教育之间的内在联系建立起来，以习近平新时代中国特色社会主义思想为指导，坚持将价值观引导融入知识传授和能力培养之中，帮助学生树立正确的世界观、人生观和价值观，为中国特色社会主义事业培养合格的建设者和接班人。

三、教师的课程思政教学素养

"师者，所以传道受业解惑也。"教师是学科专业知识的传授者，也是课程思政的实施者，肩负着学生引路人的责任，是课程思政与思政课程协同育人的关键，专业教师的育人过程不仅直接关系着课程教学效果和学生的学习成果，而且直接影响课程思政实施的高度、广度和深度。

2023 年 9 月，在第三十九个教师节到来之际，习近平总书记致信全国优秀教师代表，明确提出并深刻阐释了中国特有的教育家精神："教师群体中涌现出一批教育家和优秀教师，他们具有心有大我、至诚报国的理想信念，言为士则、行为世范的道德情操，启智润心、因材施教的育人智慧，勤学笃行、求是创新的躬耕态度，乐教爱生、甘于奉献的仁爱之心，胸怀天下、以文化人的弘道追求，展现了中国特有的教育家精神。"习近平总书记的重要论述赋予新时代教师队伍崇高使命，为打造高素质教师队伍、推进教育高质量发展、建设教育强国指明了前进方向，提供了根本遵循，具有重要的理论价值和实践意义。对教师的课程思政教学素养的要求：

（一）树立课程思政协同育人理念

教师要深刻认识课程思政的重要性，树立"课程思政"协同育人理念，把为党育人、为国育才的使命内化为教育的理想信念，并在教学中贯穿始终。

（二）提升课程思政教师自身素养

习近平总书记提出，做好老师要有理想信念、要有道德情操、要有扎实学识、要有仁爱之心。学高为师、身正为范，按照"四有"好老师的要求，教师要加强自身思想政治理论修养，不断提升自身育人能力，以深厚的理论功底教育学生，用高尚的人格感染学生，当好"四个引路人"。

（三）提高课程思政融育能力

课程思政并不仅局限于某个课程中，而是需要贯穿整个教育教学过程，教师要加强课程思政教育的技巧性，具备良好的语言表达能力、有效的设计育人思路和有效的教学组织，遵循学生的认知规律，灵活运用教学方法、设计教学活动和合理利用现代信息技术，"润物细无声"地融入思政元素，强化思政元素与日常教学内容之间的融合。

（四）增强课程思政创新能力

课程思政教育不是拿来主义，不是简单将"思政"生硬地嵌入专业课中，而是遵循"盐溶于水"的原则，把握各学科在课程思政教育中的隐性特点。教师需要深挖课程育人价值，在教学的各个环节中，具备一定的教学创新能力，将教学过程与学科热点、前沿和国内外发展新形势相结合，开展课程思政教学方法与考评方式的改革与研究，研究新思想、新方法在专业课程中的应用等。

第二节　课程思政的教学设计

一、课程思政元素融入课程的意义

病案信息是卫生信息的一个重要组成部分，它不仅服务于医院中的医、教、研活动，更成为医院管理、绩效考核、医院评估、临床重点学科建设、医保支付、医疗法律纠纷处理中不可或缺的信息支持。

病案信息学是一门医学与信息技术结合的交叉学科，是医学院校信息管理与信息系统专业的一门专业必修课，实用性和实践性较强，承担着培养医学信息管理人才的重任。其培养对象的理想信念、专业技术、综合素质、人文修养不仅关乎自身未来的发展，更关乎病案管理工作的严谨性和医学信息数据的准确性。病案信息学课程涉及病案管理、国际疾病分类和手术操作分类、病案质控、信息利用等知识内容，但是缺乏价值引领、道德法治、工作态度和人文关怀等思政元素的渗透。因此，开展病案信息学课程思政是十分重要且必要的。基于病案信息学法规性、严谨性和实践性的特点，深入挖掘病案信息学课程思政的要素，并在教学中加以体现，具有重要的价值。因此，深入挖掘病案信息学课程中所蕴含的思政元素，推进病案信息学课程教学改革，不仅是新时代落实习近平总书记关于课程思政重要指示精神的实践探索，更是贯彻立德树人根本任务、坚持社会主义办学方向的行动体现，还有助于培养德才兼备的病案信息管理人才和提高病案信息学教学质量。

对学生职业素养的培育是医学类院校人才培养的重要内容，医学院校信息系统与信息管理专业和临床医学专业的职业素养存在共性，即临床医学培养学生高尚的医德、医风和精益求精、严谨求实的工作作风，而信息系统与信息管理专业的学生将来主要在医疗卫生机构工作，以人为本是医疗卫生机构管理的本质，对该专业的学生也有正风与正德的职业道德培养要求。病案信息学教学研究对象是病案信息全生命周期的管理活动，医护人员在救治的过程中存在自身被传染的风险，国家出台的《中华人民共和国民法典》《中华人民共和国医师法》《医疗机构病历管理规定》等法律法规，均涉及病案信息，这些特性决定了病案信息学课程具有立德树人的天然优势和丰富的思政教学内容，是融入思政元素和贯穿思政教育的优秀载体。在病案信息学课程中挖掘思政元素，将价值塑造和传授知识有机结合起来，通过融入思政教育的授课内容能够更好地激发学生的爱国情怀，强化社会主义核心价值观，使学生更加热爱党、热爱人民、热爱生命，培养学生专业自信、责任意识、工匠精神，激发学生学习病案信息学的内驱力，培养融知识、技能、素养于一体的复合型病案信息管理人才。教师作为教学任务的执行者，在教学过程中起关键的作用，提升教师的课程思政教学能力，挖掘病案信息学课程思政内容和要素，设计并建设好实施路径，使教师的角色更加丰富多彩，从单纯的知识传授者转变为社会传统道德和价值观念的引领者，使专业课程教育与思政教育融为一体，将极大地提高病案信息学的教学水平和效果。

病案信息学课程思政建设旨在顺应新医科的要求，在病案知识传授过程中实现立德树人。广西中医药大学本科专业课"病案信息学"通过思政示范课创建，提出了以立德树人为出发点，以专业学习的初心和使命为切入点，以培养服务健康事业发展的医学信息管理人才为落脚点，以学生发展为中心，立足于学生成长的需要，紧扣教学目标、内容、方法、活动、评价等教学过程中的关键环节。采取灵活的形式，讲好专业知识背后的人物、故事、问题，做到润物细无声地融入。注重学生能力培养和价值观塑造，以提升综合素质。通过建设课程思政案例库，举办教师课程思政授课比赛，实现多手段嵌入式思政教学实践方法，实现精准思政和课程育人。教学实践反馈证明，课程思政融入病案信息学教学将医学人文、无私奉献和创新协作精神充分地传达到每一位学生的心底，使学生树立起专业自信和奉献精神，将来用自己的专业回报社会。课程思政教学也得到了学生的高度认可，学生有所收获和成长，从而实现了知识传授、能力培养、价值塑造"三位一体"的教育理念，实现了注重实践、提高素质、整体优化的最终目标。

二、如何做好课程思政设计

课程思政实施要全面贯彻"三全育人"理念，合理地设计教学过程，使专业课程中融入思政元素显得既不突兀，又不喧宾夺主，做到润物细无声。

（一）夯实"第一课堂"

第一课堂是主阵地和主战场，将病案信息学专业知识与思政元素有机融合是高质量完成课程思政的关键。因此，要做好备课、教学设计等各个环节的工作。

在备课阶段，通过查阅文献、教研活动深入挖掘病案信息学课程内容中包含的思政元素，从教学内容、教学方法、考核内容、考核形式4个方面对课程进行教学设计。

在授课阶段，结合专业知识点、职业特征，通过故事讲述、观看短视频、课堂小组研讨、创新实践、翻转课堂等多种渠道进行教学设计，将专业自信、科学精神、工匠精神和家国情怀等课程思政元素融入教学的全过程，引导学生、触动学生，促进学生自主思考，使学生在学习相关专业知识的过程中明白做人做事的道理。

在课后阶段，安排学生阅读行业相关的前沿技术成果，组织学生开展选题调研、专题研究，促进学生在学习中思考，提升学生主动学习动力以及对专业的认知能力，延伸课程思政育人的过程。

（二）丰富"第二课堂"

开展第二课堂活动，组织开展病案信息技能竞赛、课程网络平台＋雨课堂线上培训，给学生更多实践创新、团队合作的机会，增强病案信息教学的社会适应性，为病案行业注入新的动力。

（三）拓展"第三课堂"

深入后期岗位实践教育，促进专业知识与人文知识的临床实践，在实践中培养学生解决专业实际问题的能力，提高医学人文和职业素养。

三、课程思政的内容元素和深入挖掘

课程思政建设的基础在课程，要紧密结合专业课程内容，任何一门专业课程都有其发展史，不同侧面、不同程度蕴含着丰富的思政元素，梳理知识体系中的思政元素，合理挖掘其中的思政元素，培养学生的爱国主义、法治意识、人文精神、专业自信、创新能力、团结合作能力，提升学习能力及专业素质，使教学内容更有广度，使教学方法更有深度，使教学过程更有温度，使教学评价更有力度。

（一）中国特色社会主义制度优越性

对于传染病的处理，不同的国家和社会制度会有不同的处理理念和方式。讲授国际疾病分类章节中某些传染病和寄生虫病内容时，结合传染病防治，在党中央的领导下，在专家团队的带领下，坚持科学精准防控，发挥中医药优势，取得较好防控效果。让学生领悟我国医疗卫生事业发展的历史经验是坚持中国共产党领导，厚植学生的爱党爱国情怀，树立民族自豪感和中医药自信，培养攻坚克难、求真创新的科学精神，将青春梦与健康中国梦相结合，使其成为堪当医疗卫生事业时代重任的人才。

（二）人民至上、生命至上的执政理念和医者仁心的人文精神

讲授人类免疫缺陷病毒（HIV）病编码规则时，介绍我国专门制定的艾滋病"四免一关怀"政策，帮助艾滋病患者及其家属渡过难关，充分体现了党和国家以人民健康为先的宗旨和医者仁心的人文关怀，培养良好的职业操守和提升社会责任感。

（三）树立专业自信、引航技能人生

讲授病案信息的组织管理内容时，结合国家高质量发展和"健康中国"建设对医院病案工作的新要求，结合党的二十大提出的中国式现代化，分享病案信息化、病案编码准确性的重要性，以及在国家公立医院绩效考核和医保 DRGs 付费背景下病案信息工作是数据主要提供者，让学生对我国病案事业发展充满自信，培养学生热爱卫生信息管理事业，激发学习兴趣。

（四）精益求精、严谨求实的专业精神

讲授病案质量管理章节时，通过介绍北京协和医院病案档案传承医学精神和百年协和病案传统，展示中国现代妇产科泰斗林巧稚、一代名医张孝骞书写的病历图片，让同学们明白病案中的一笔一画都凝聚着临床医生无尽的智慧与心血，承载着医护团队日夜照护的辛勤汗水，记录着敬佑生命、大爱无疆的崇高职业精神，还有病案人日复一日的劳作与守护，培养学生精益求精的工匠精神和严谨细致、一丝不苟的优秀品质；在讲授肿瘤编码时，结合科研工作者诊疗淋巴瘤的先进事迹，讲述科研工作者为了解决科研难题，通宵达旦、潜心钻研，攻破一个又一个的难关，为淋巴瘤患者带来更多福音的事迹，培养学生严谨求实的工作作风和精益求精的专业精神；讲授病案信息报告制度章节，通过传染病、慢性病与罕见病相关信息上报等工作，为及时有效做好疫情防控和疾病预防工作做贡献，保障人民身体健康和生命安全，树立学生正确的职业观，培养精益求精的工作态度，提高专业素养。

（五）不断创新、知法懂法的专业意识

讲授病案信息统计章节，分享第一位女性统计学家南丁格尔的故事：克里米亚战争期间，南丁格尔通过对有关数据进行分析，创造性地使用玫瑰图的形式展示士兵死亡率在不同季节的变化，她得出的结论是士兵死亡的主要原因是感染以及重伤士兵得不到及时救护。她将统计报告和救护改良提案呈给议会，通过有效实施其提案，士兵死亡率大大下降。通过故事使同学们对开拓创新、坚韧不拔的精神致敬，教导同学们认识到统计资料收集整理过程中必须坚持实事求是的科学精神，具备严谨的科学态度，养成良好的科研态度和素养，让学生懂得尊重数据、敬畏数据、科学分析数据，树立起高度负责的职业观和正确的科研价值观，勇于探索、脚踏实地，将个人理想融入"健康中国"建设中。讲授病案管理与法律法规章节，通过案例介绍病案是法庭上"会说话的证据"和病案的法律属性，增强学生学法知法、懂法守法意识，增强防范医疗纠纷和处理医疗事故的法律意识，自觉维护病案的真实性、完整性、科学性。

第三节　课程思政的教学实施

一、课程思政教学方法

积极探索病案信息学多样化的教学方式，能够增强课程思政的亲和力、思想性和针对性，提升课程思政的温度、深度、力度和广度。

在教学方法上，坚持以学生为中心，改变以说教为主、填鸭式的方式，加强教学资源和平台建设，开展"线上＋线下"混合式教学模式，引导学生由被动学习转变为主动学习；使用雨课堂、智慧树等教学软件，组织学生积极参与课堂，加强课堂互动性和启发性，拓展教学空间。利用现代信息技术讲解手段，如动画、视频和医学人体教具模型等生动素材表现生涩而抽象的原理和概念；通过竞赛、角色扮演等方式增强趣味性，促进学生主动性和积极性；通过课堂提问、随机答题等形式启发学生独立思考，培养探索精神；利用互联网、教学软件、在线课程等电子资源，提供教材以外的相关书籍资料等，方便学生远程学习和自主学习，拓宽知识面。

根据不同教学内容，综合采用专题研究、案例讨论、翻转课堂等多种教学方法。比如讲授国际疾病分类编码主导词选择采用翻转课堂的方法，引起学生情感上的共鸣、行为上的认同；病案首页质控内容讲授采用问题驱动教学法（PBL）、病例教学的方法，让学生在自主寻找解决方案的过程中塑造核心价值情感；医疗统计指标采用启发式教学方法，疾病诊断相关分组（DRG）知识、病案信息前沿知识讲授采用学生自主学习和小组讨论的方法，提高学生的自主学习能力、研究能力和创新能力；授课中将科研中的思考、方法、技能等引入日常教学中，设计探究性的课堂活动，实现科研反哺教学。同时组织学生开展学习与讨论，教师给学生出相关调研题目，学生自选后系统进行文献收集、专家咨询等，撰写调研报告，形成教与学结合、以学为主的多位一体的课堂教学新模式。多种途径和方法巧妙地将思政元素以"盐溶于水"的方式传递给学生，激发学生的内在驱动力。

二、课程思政元素与专业知识点的有机融合

课程思政元素与专业知识点的有机融合要点在于能否"润物无声""潜移默化"进行思政教育。思政元素的融入，既不是将每个思政元素生搬硬套到课程的任意章节，也不是脱离专业知识教学而独立存在课程思政元素，无专业知识教学为载体的思政教育内容只能称为思政案例或者思政素材。

要灵活使用思政元素，将课程思政元素与专业知识点完美结合。因此，要做好课程思政设计，从教学目标、教学内容、教学方法等整个课程教学环节中深度挖掘、自然融入课程思政元素，做到两者有机融合。病案信息学思政元素与专业知识点的融合见下图。

课程章节	思政切入点	思政目标	思政元素
1. 病案信息基础知识	病案档案传承医学精神百年协和病案家风	培养学生保持珍视病案、敬畏病案之初心	爱国主义职业操守
2. 国际疾病分类	准确的疾病分类是健康中国战略实施的基础	培养学生学科逻辑严谨性，培养专业素养	敬业精神开拓进取
3. 病案信息利用	正确编码，确保医疗资源利用标准化、医疗信息准确	培养学生认真的态度、爱岗敬业的专业精神	专业自信职业认同
4. 病案信息统计	南丁格尔的职业精神，病案统计服务医院管理实例	培养学生坚韧不拔、勇于探索、实事求是的作风	科学精神奉献精神
5. 病案质量管理	中国现代妇产科泰斗林巧稚，一代名医张孝骞书写的病历	培养学生严谨求实、精益求精的专业精神	工匠精神职业规范意识
6. 病案管理与法律法规	病案是法庭上会说话的证据	培养学生知法懂法、严谨务实的专业意识	法律意识职业规范意识
7. 电子病历管理	科技信息引领高质量发展	培养学生科研思维以及民族自豪感、爱国主义情怀	家国情怀创新精神

在导入部分进行科研反哺，展示教师论文《广西壮族自治区医院病案统计管理工作现状调查》，引发学生思考。通过论文可知，在卫生健康信息大发展的今日，广西各级医院病案信息科归属、科室职能、人力资源、病案信息

化程度、病案信息人员专业能力在近几年有了长足的进步。结合"健康中国"建设对医院病案工作的新要求，结合党的二十大提出中国式现代化，分享病案信息化、病案编码准确性的重要性。提出"怎样才能做好疾病分类工作？"的问题，以问题为导向引发学生思考。从掌握医学基础知识、了解编码规则和查找方法等谈起，介绍做好编码的关键要素，激发学生学习兴趣，导入学习内容。

讲授本章的概述、传染病和寄生虫病概念、传染与感染区分时，以因发现抗疟药物青蒿素而获得诺贝尔生理学或医学奖的女科学家屠呦呦；在 SARS 和新冠面前，均冲锋在抗疫的第一线，追求职业理想，保障人民生命安全的呼吸病学专家钟南山院士、中医内科专家张伯礼院士、传染病学专家李兰娟院士等杰出人物为例。结合新冠疫情，在党中央领导下，坚持科学精准防控，取得较好防控效果。作为病案信息工作人员，通过传染病相关信息上报，为及时有效做好疫情防控工作作出贡献，保障人民健康和生命安全。

讲授"人类免疫缺陷病毒（HIV）病的发病机制；人类免疫缺陷病毒（HIV）病的分类原则"时，讲述艾滋病作为一种病死率极高的严重传染病，在疾病预防中占据极为重要的地位。介绍我国专门制定了"四免一关怀"政策，帮助艾滋病患者及其家属渡过难关。培养学生民族自豪感，为"健康中国"作出贡献。

通过病例分析介绍人类免疫缺陷病毒（HIV）病分类编码，给出病例描述，分小组进行讨论和竞赛查找编码，运用竞赛、组内讨论的教学方法，培养学生的团队协作精神、沟通能力及解决问题的实践能力。

在课程的最后，教师分享自身学习过程、工作体会，培养学生坚持学习、刻苦钻研、不懈努力奋斗的精神。

第四节　课程思政的教学效果评价

在课程思政的背景下，为保障课程思政长效机制，建立多元化、科学的病案信息学教学评价体系，注重过程性学习考核。

本课程开创"笔试＋实操＋课堂＋调研＋比赛"课程成绩评定新模式，

采用知识考核与行为考核相结合的方法，将课程思政融入平时作业中，促进学生全面发展。其中包括过程性评价和终结性评价，在课堂签到、预习课件、课前课后测验、课后作业、期末考试的基础上新增课堂互动评价（如翻转课堂表现、课堂讨论表现、小组竞赛成绩等），以及实践考核（如创新性作业、思维导图总结、调研报告等），以考核学生的实践能力和综合素质为主要目的，全方位、全动态地了解学生学习专业知识及思想情况，注重考核的过程性和多样性。

例如布置调研报告撰写作业，教师给出"1.医学院校信息管理与信息系统专业开设病案信息学课程的情况；2.医学院校信息管理与信息系统专业学生从事病案信息管理工作情况；3.新时代病案信息学发展及其在医院中作用的变化；4.病案信息学科建设展望"四个选题，根据健康中国建设对医院病案工作的新要求，结合中国式现代化，学生选择以上1～3个选题进行调研，通过查资料、调查、访谈等方式收集素材并撰写调研报告，分享病案信息化、病案编码准确性的重要性，使学生对病案行业、医保支付方式改革更了解，增强学生的专业自信，激发学习兴趣，提高学习效果。

第一节
BOPPPS 有效教学模式的
内涵和发展概况

BOPPPS 教学模式是一种有效的课堂教学设计模式。由加拿大教师技能培训工作坊（Instructional Skills Workshop，ISW）创建，目前已经被全球多所大学和培训机构采用。该教学模式以建构主义为理论依据，强调以学生为中心的参与式学习方式，将课堂教学过程分为 6 个阶段：导入（bridge-in）、目标（objective）、前测（pre-assessment）、参与式学习（participatory learning）、后测（post-assessment）和总结（summary）。其名称来自各个阶段英文单词的首字母缩写。

一、BOPPPS 模式概要

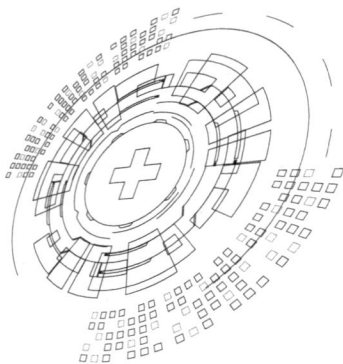

名称	目的	做法
导入 （bridge-in）	让学生获得对所学主题的背景了解，并激发他们的好奇心和求知欲	通过引入相关话题、提问或者展示一些引人入胜的图片或视频来实现

续表

名称	目的	做法
目标 （objective）	学生更好地理解学习任务，并对自己的学习有更高的投入度	询问学生们对于学习目标的期望和挑战，以便提供支持和指导
前测 （pre-assessment）	帮助学生建立起所学内容的框架，为进一步学习做好准备	通过演讲、教学视频、阅读材料等形式向学生传达信息，确保所提供的信息足够简明易懂，并与学生已有的知识联系起来
参与式学习 （participatory learning）	帮助学生将所学知识内化并应用到实际情境中，提升他们的学习效果和能力	通过小组活动、角色扮演、案例研究等方式来实现。给予学生练习机会，并及时给予反馈和指导
后测 （post-assessment）	使学生发现自己的不足之处，并进一步完善和深化他们的学习	设计测验、小组讨论或者提问的方式来进行检查，要确保评估方式公正客观，并与所设立的学习目标相一致
总结 （summary）	让学生对所学的知识和技能进行巩固和扩展，以便他们能够更好地应对未来的学习和挑战	通过综合项目、展示、演讲等方式，教师提供机会让学生展示他们的学习成果，并鼓励他们将所学运用到实际生活中

二、BOPPPS 模式操作要义

BOPPPS 是一个缩写词，代表了教学法的六个步骤：bridge-in（导入）、objective（目标）、pre-assessment（前测）、participatory learning（参与式学习）、post-assessment（后测）和 summary（总结）。下表将详细介绍这六个步骤。

导入 （bridge-in）	➢ 吸引学生的兴趣，承前启后 ➢ 使学生身心投入课程内容	提出创造性问题 / 展示图片 /展示教具 / 热点新闻 / 国内外大事 / 视频动画 / 历史典故 / 案例分析 / 有趣的活动
目标 （objective）	➢ 学什么 ➢ 为什么学 ➢ 学了有什么用 ➢ 学到什么程度	知识目标 / 能力目标 / 素质目标

续表

前测 （pre-assessment）	➢ 准确掌握学生的知识基础 ➢ 对课堂待讲授教学内容的了解程度 ➢ 了解学生的兴趣与能力 ➢ 向教师传达其基础能力和学习愿望	提出问题/集思广益/头脑风暴/小组活动/问卷/考试/作业
参与式学习 （participatory learning）	➢ 师生交互式学习 ➢ 运用各种教学媒体和资源 ➢ 创造轻松活泼的学习环境 ➢ 适应多样化的教学目标	撰写调研报告/辩论讨论/案例分析/实践操作/情景模拟/角色扮演/情景演练/实验活动
后测 （post-assessment）	➢ 检验或评估 ➢ 是否达成上课时既定的教学目标 ➢ 促进教学过程的设计	知识理解型：连连看、选择题、问答题、判断题能力操作型：案例分析、情景实操、成果展演、小组展示、考核表、专业量表 素质价值型：量表、问卷、反思日记、文章
总结（summary）	➢ 整理并回顾授课内容 ➢ 进一步巩固学习目标 ➢ 整合学习要点 ➢ 预告下次课程内容	重点内容扼要概括、延伸思考、布置作业 学生自我总结：思维导图、知识树、讨论区分

第二节　BOPPPS 六要素的应用技巧

一、导入

（一）导入策略

首先是导入（bridge-in），也称导言。这一步骤的目的是通过引入新的知识或概念，激发学生的兴趣和好奇心，为学习的展开打下基础。教师在开始上课时，可以用图片、视频、故事、问题、热门话题等各种方式引起学生的注意，并与学生进行互动，引发他们的思考和探索欲望。导言一定要生动有趣，以吸引学生的注意力，引起学生的好奇心及学习兴趣。

一个成功的导入，能够让学习者知晓他们将要学习什么，为什么要学习这些知识，哪些是重点学习内容，在学习过程中将用到哪些已知的知识和技能，怎样开展学习活动。成功的课程导入，要遵循四个基本原则：

针对性原则——针对学生的认知特征、情感态度、知识结构、语言能力有的放矢地引导学生。同时，要与具体的教学内容、教学目标相适应，要符合学生的年龄特征和心理、认知特征。

迁移性原则——心理学上把一种学习对另一种学习的影响称为迁移。其中，旧知识对新知识的学习起促进作用的迁移叫作正迁移，而起干扰或抑制作用的迁移则为负迁移。学生的学习是根植于过去的经验和知识之上的，教师的导入应建立在这些经验和知识的基础之上，找准新旧知识的连接点。

关联性原则——课堂导入的根本目的是服务于所授知识点，因此导入要具有关联性。要善于以旧拓新、温故知新。导入的内容要与新课的重点紧密相关，能揭示新旧知识的联系。方法服从于内容，导入语要与新课内容相匹配，避免大而无当、天马行空。

启发性原则——引起学生思维的积极状态。导入要有利于引起注意、激发动机、启迪智慧。尽量以生动、具体的事例和实验为依托，引入新知识、新概念。设问与讲述要求能做到激其情，引其疑，发人深思。用例应"当其时""适其时"。

（二）相关工具

新闻报道	经验故事	视频
有趣图片	议论点	惊人数据
问题	简短文字	教具模型
动画片	历史典故	案例分析
游戏活动	影视作品	前课内容
课前阅读	数据分析	名人效应

（三）心理学依据

（1）激活先前知识：这个部分的目标是将学生已有的知识与新的学习目标联系起来。心理学上的概念是，新知识的学习通常是建立在已有知识的基础上的。当学生能够将新知识与他们已经熟悉的概念联系起来时，他们更有可能理解和吸收这些新知识。

（2）认知负荷理论：引入"桥梁"的概念可以帮助减轻学生的认知负荷。认知负荷理论认为，学习者在学习过程中会面临认知任务的负荷，而将新知识与已有知识联系起来可以减轻这种负荷，使学习过程更加流畅。

（3）认知图式：学生将新知识与已有的认知图式（认知结构）连接时，有助于新信息的吸收和理解。这符合心理学中关于认知结构和模式识别的理论，认为学习是通过将新信息与既有的认知结构相匹配来实现的。

（4）情感联系：导入部分也可以用来建立情感上的联系。心理学研究表明，情感与学习密切相关。通过将新的学习目标与学生已有的情感体验或兴趣联系起来，可以增强他们对学习的投入和动机。

（5）认知可靠性：当学生意识到他们已经掌握的知识在新学习中的应用时，他们对自己的认知能力会产生更大的信心。因此，导入部分可以帮助提高学生的认知可靠性，从而促进他们的学习。

（6）情境学习理论：导入部分也可以与情境学习理论联系起来。这一理论认为，学习最好发生在能够模拟实际应用情境的环境中。通过将学生已有的知识与现实生活中的情境联系起来，导入部分可以增强学习的实际应用性，并提高学生对学习内容的理解和记忆。

综上，导入部分不仅在认知层面上起到了连接作用，还在情感、认知可靠性和学习情境等方面提供了心理学支持，使学生更有效地理解和吸收新知识。

◆ **教学实例**

在学习"疾病分类　某些传染病和寄生虫病（A00-B99）"这一章节时，以展示教师论文《广西壮族自治区医院病案统计管理工作现状调查》

为导入。结合同学们完成的《病案信息学》调研报告结论，同学们一致认为新时代医院管理中病案信息起到了重要甚至是关键的作用。激发学生学习兴趣，有效引入当堂学习内容。

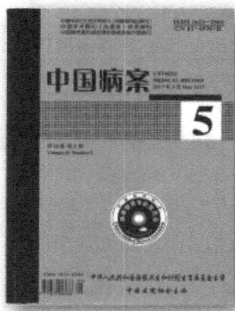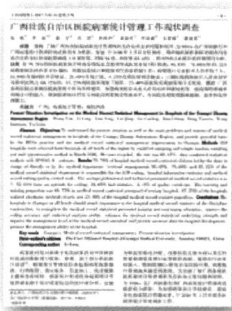

学习"病案管理与法律法规"时，通过向学生提问，以"同学们，设想一下：若病案信息遭泄露，或因管理不当导致医疗纠纷，将引发何等后果？在信息化社会，法律如何保障病案信息安全，规范其管理？"为导入，将晦涩的理论知识化为有趣的生活现象。

在实践课"诊断编码工具书查找"中，以两份不同医保 DRG 偿付金额的病历为导入，引出不同的 DRG 组决定着医保给医院的偿付金额的多少，体现分组的重要性。引发学生理解作为病案编码员需要准确选择病案首页的主要手术操作编码，使诊疗信息准确反映在病案首页，使医院获得合理的医保偿付，进而激发学生对学习内容的兴趣，提高对未来岗位的认知及责任心。

学习"手术操作分类　操作和介入，NEC（00）"知识前，教师从手术操作分类的作用谈起，结合北京协和医院病案百年发展"初心三境界"，分享只有加强临床知识和分类知识学习、熟练使用工具书、认真阅读手术记录，具备责任心，才能做好手术操作分类工作，鼓励学生要秉承匠人精神，把病案数据管理研究和转化运用作为一项神圣事业，以患者为中心，服务于医院高质量发展和健康中国建设。

在"女性生殖器官附件手术分类编码"课程中以全国医疗热门话题"国家三级公立医院绩效考核"为切入点，强调正确选择病案首页主要手术操作编码对准确体现医院医疗技术难度和获得合理医保偿付的重要性。

课程引入：

公立医院**绩效考核**

被誉为全国公立医院"高考"，彰显各家医院"硬核实力"！指标中"三、四级手术占比"数据来源于病案首页，然而病案首页主要手术操作选择错误，将直接影响医院的考核成绩。

国家三级公立医院绩效考核操作手册
（2022版）
6.出院患者四级手术比例▲
【指标属性】定量指标，国家监测指标。
【指标意义】
《关于印发医疗机构手术分级管理办法（试行）的通知》（卫办医政发〔2012〕94号）提出医疗机构应当开展与其级别和诊疗科目相适应的手术，三级医院重点开展三、四级手术。《关于印发控制公立医院医疗费用不合理增长的若干意见》（国卫体改发〔2015〕89号）要求对手术类型构成比进行监测比较，通过四级手术占比，衡量医院住院患者中实施复杂难度大的手术的情况。
【指标导向】逐步提高。
【指标来源】病案首页。

二、目标

（一）目标的要素

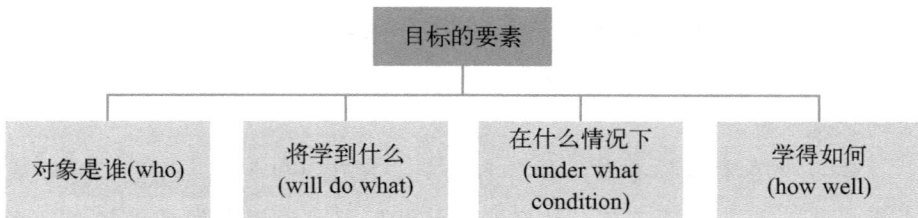

接下来是目标（objective），也称学习目标。这一步骤的目的是明确学习的目标和预期结果。教师应该清楚地向学生说明本节课的具体目标是什么，让学生明确知道他们将学到什么内容和能力。这有助于学生更好地理解和掌握课程内容。教师通过板书、PPT 等方式向学生呈现具体明确的学习目标，学习目标要包括认知、情感和技能三个方面，要从学生的角度出发，设定明确、适当、可达成、可测量的学习目标，让学生清楚本节课的学习要达到什么目标。即学习目标要用动词准确描述特定的要求，如"陈述""分析""总结""评价""设计"等；学习目标要与课堂主题相关；学习目标要在学生能力范围之内；学习目标要可测量，可以评价完成的程度。

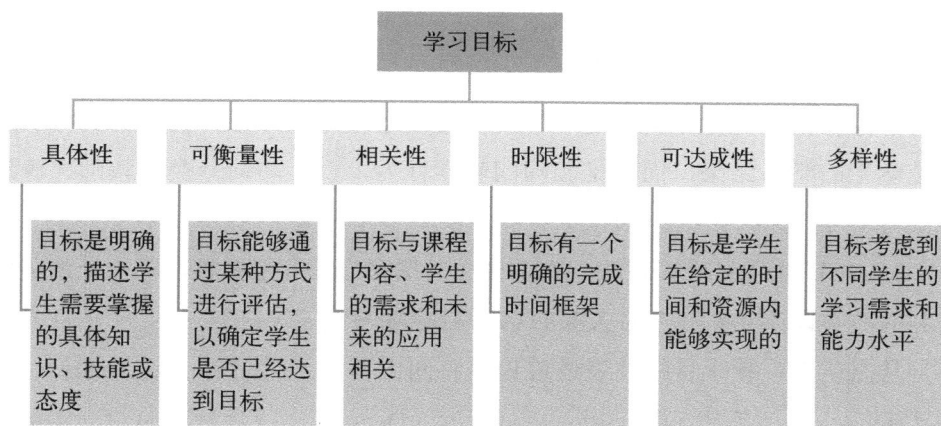

```
                        ┌──────────┐
                        │  学习目标  │
                        └──────────┘
   ┌──────┬──────┬──────┼──────┬──────┬──────┐
┌──────┐┌──────┐┌──────┐┌──────┐┌──────┐┌──────┐
│ 具体性 ││ 可衡量性││ 相关性 ││ 时限性 ││ 可达成性││ 多样性 │
└──────┘└──────┘└──────┘└──────┘└──────┘└──────┘
```

具体性	可衡量性	相关性	时限性	可达成性	多样性
目标是明确的，描述学生需要掌握的具体知识、技能或态度	目标能够通过某种方式进行评估，以确定学生是否已经达到目标	目标与课程内容、学生的需求和未来的应用相关	目标有一个明确的完成时间框架	目标是学生在给定的时间和资源内能够实现的	目标考虑到不同学生的学习需求和能力水平

（二）目标策略

1. 教学目标的表述 目标是教学设计的灵魂。教学目标需要依据教学过程或学习过程来表述目标。一方面需要说明教师要做什么，另一方面需要指出学生将学习什么。为使学生通过教学目标达成明确的学习结果，教师可以运用有效的目标表达方式，即依据预期学习结果来表述目标，明确教学的焦点，也为评估学生的学业成效提供依据。教学目标表述应尽可能精准、可测量。因此，教师在编写学习目标时选择合适的行为动词非常重要。

依据布鲁姆教育目标分类法，对学习目标中的行为动词进行分类，有助于教师在一开始就选择合适的词来表达目标。

记忆类的学习结果动词——定义、描述、识记、说出、选择、匹配、陈述、辨认、列举等。

理解类的学习结果动词——解释、辨别、概括、总结、举例、推断、预测、讨论、说明等。

应用类的学习结果动词——查找、执行、改变、计算、发现、操作、关联、使用、解决、展示、实践等。

分析类的学习结果动词——区分、图解、阐明、归因、辨别、分解、解构等。

评价类的学习结果动词——比较、评价、评判、解释、总结、证明等。

创造类的行动动词——创新、假设、建构、发明、生成、形成、绘制、编写或撰写等。

布鲁姆教育目标分类学是一种流行且行之有效的方法，他提倡目标表述的是学生的学习结果，而不是教师的教学行为，以上动词分类供教师在表述和撰写学习目标时使用。

2.ABCD 教学目标编写法　教学目标的撰写方法有很多种，下面介绍美国著名的教学设计专家马杰的 ABCD 教学目标编写法。

马杰认为，教学目标的表述应该具备四大要素：学习者（Audience）、行为（Behavior）、条件（Condition）与程度（Degree）。四者看似简单，实际并非如此。在教学目标中，教师要明确规定学习者（A）在什么样的条件（C）下，采取什么样的行为（B），学习效果达到什么样的程度（D），才能既为教学、学习和评估提供一个中心，又为教师选择教学方法和教学内容提供灵活性。

◆◇　**教学实例**

教学目标 1：

学生能通过师生互动、小组合作，正确地向同伴或老师说出艾滋病的分类规则。

在这个目标中，A（学习者）指"学生"，B（行为）指"说出"，C（条件）指"师生互动、小组合作"，D（程度）指"正确"。

教学目标 2：

70% 学生能够通过教师示范、案例实操、翻转课堂准确运用编码规则，结合临床实际，使用 ICD-9-CM-3 工具书查找第 1 章手术操作（如心脏再同步治疗、血管支架）分类编码。

在这个目标中，A（学习者）指"学生"，B（行为）指"使用、查找"，C（条件）指"教师示范、案例实操、翻转课堂"，D（程度）指"70% 正确"。

（三）心理学依据

目标设定理论：这一理论认为，设定清晰的学习目标对学生的学习动机和表现具有重要影响。明确的学习目标可以帮助学生集中注意力、增强动机，并提供衡量学习成果的标准。因此，目标部分的设计旨在通过明确、具体的学习目标来激发学生的学习兴趣和动力。

自我效能感：目标部分还与自我效能感理论相关。自我效能感指个体对自己能够完成特定任务的信心程度。设定可实现的学习目标可以增强学生的自我效能感，从而促进他们更积极地参与学习并取得更好的成绩。

认知目标导向学习：目标部分的设计也符合认知目标导向学习理论。这一理论强调将学习目标与认知过程相结合，使学生能够发展和运用各种认知策略来达到学习目标。通过明确目标，教师可以引导学生使用有效的学习策略，提高他们的学习效果和成就感。

反馈与评估：目标部分的目标设定也有助于提供有效的反馈和评估。设定清晰的目标可以帮助教师更好地评估学生的学习成果，并及时给予反馈，促进学生的进步和发展。

综上所述，目标部分的设计旨在利用目标设定理论、自我效能感、认知目标导向学习和反馈与评估等心理学原理，帮助学生明确学习方向、增强动机和自我调节能力，从而实现更有效的学习过程和成果。

◆◆ **教学实例**

在《疾病分类 某些传染病和寄生虫病（A00-B99）》课程中，传统的三维目标表述如下：

知识目标：熟悉《国际疾病分类实践应用》第 1 章分类轴心。

技能目标：掌握查找第 1 章疾病（如寄生虫病、结核病、艾滋病）分类编码。

情感目标：具备运用编码规则分析、解决问题的能力。

本案例围绕三维学习目标的方式进行编写，但缺少主语、学习条件不具体、行动要求不明确，很难让学生了解本课程需要掌握到何种程度。

参照 ABCD 教学目标编写法对上述案例进行如下修改：

知识目标：

（1）100% 的学生能够通过师生互动、案例学习准确说出《国际疾病分类实践应用》第 1 章（某些传染病和寄生虫病，下同）分类轴心。

（2）70% 的学生能够通过师生互动陈述第 1 章编码规则。

（3）80% 的学生能够通过师生互动、举例归纳准确总结第 1 章的"某些"传染病和寄生虫病的含义、不包括的五种情况、结核病的分类、艾滋病的分类。

技能目标：

（1）90% 的学生能够通过师生互动、案例学习、比较归纳准确陈述和使用《国际疾病分类实践应用》第 1 章主导词选择方法。

（2）80% 的学生能够通过师生互动、举例问答、课堂练习（疾病名称）根据各章主导词选择方法、特殊疾病主导词选择方法向老师说出疾病名称编码查找的主导词。

（3）70% 的学生能够通过师生互动、教师示范、案例实操准确运用编码规则，结合临床实际，使用 ICD-10 工具书查找第 1 章疾病（如寄生虫病、结核病、艾滋病）分类编码。

学习态度与价值观（情感）目标：

（1）通过理论讲授、师生互动、案例实操等方式，引导学生思考并参与到教学过程中，从被动学习变为主动学习，提高编码工具书查找能力，提升运用编码规则分析、解决问题的能力。

（2）通过学习《国际疾病分类实践应用》第1章分类结构、编码范围、编码原则，理解病案编码员是医疗行为的翻译者、质控者，是医疗过程转化为医学信息的搭桥者，培养学生专业自信。

（3）通过国际疾病分类（ICD-10）工具书实操和病例实操，使学生认同病案信息工作者需要准确理解和翻译，才能产出准确的医疗信息，才能有效服务于医院管理和卫生事业发展，培养学生精益求精的职业精神和严谨认真的工作态度以及良好的团队合作精神。

根据以上三维目标模式，在学习《手术操作分类 操作和介入，NEC（00）》时，可形成如下教学目标：

知识目标：

（1）100%的学生能够通过理论讲授、案例学习准确说出《手术操作分类实践应用》第1章（操作和介入，NEC，下同）分类轴心和介入治疗的概念。

（2）70%的学生能够通过师生互动陈述第1章编码规则。

（3）80%的学生能够通过师生互动、案例学习准确总结心脏再同步治疗分类、血管支架分类。

技能目标：

（1）90%的学生能够通过师生互动、案例学习、比较归纳准确陈述和使用《手术操作分类实践应用》第1章主导词选择方法。

（2）80%的学生能够通过举例问答、课堂练习（手术操作名称）根据第1章主导词选择方法向老师说出手术操作编码查找的主导词。

（3）70%的学生能够通过教师示范、案例实操、翻转课堂准确运用编码规则，结合临床实际，使用ICD-9-CM-3工具书查找第1章手术操作（如心脏再同步治疗、血管支架）分类编码。

学习态度与价值观（情感）目标：

（1）通过理论讲授、案例实操、翻转课堂等方式，引导学生思考并参与到教学过程中，从被动学习变为主动学习，提高编码工具书查找能力，提升运用编码规则分析、解决问题的能力。

（2）通过学习手术操作分类实践应用第 1 章分类结构、编码范围、编码原则，使学生理解病案编码员是医疗行为的翻译者、质控者，是医疗过程转化为医学信息的搭桥者，培养学生专业自信。

（3）通过手术操作分类（ICD-9-CM-3）工具书实操和病例实操，使学生认同病案信息工作者需要准确理解和翻译，才能产出准确的医疗信息，才能有效服务于医院管理和卫生事业发展，培养学生精益求精的职业精神、严谨认真的工作态度和良好的团队合作精神。

修改后的目标，主语明确，学习条件具体，内容完整，行动指令明确，更易于实现有效的学习过程和成果。

三、前测

（一）前测策略

第三个步骤是前测（pre-assessment），也称课前评估、预评价。这一步骤的目的是了解学生在该主题上已经掌握的知识和技能，以便教师根据学生的差异性调整教学策略。教师可以通过提问、小组讨论或简短的测验来评估学生的学习水平，并根据评估结果进行个性化的指导。教师在讲解本节课的新知识前，也可以采用问答、小测验、匿名表决、集体讨论等方式了解学生对本课题的兴趣及先备知识，以便调整后续教学内容的深度及进度，让课程的目标更加聚焦。

（二）相关工具

开放式问题	小测验	集体讨论	问卷星
考试	作业	提出问题	集思广益
小组活动	脑力激荡	案例分析	数据分析

（三）心理学依据

　　学生的学习速度和方式存在差异，而了解学生的起点水平可以帮助教师根据学生的需求和能力水平来选择合适的教学方法和资源，从而提高教学效果。

　　个性化学习：前测阶段为个性化学习奠定了基础。个性化学习强调根据学生的学习需求和能力水平量身定制教学内容和方法。通过预估学生的起点水平，教师可以更好地了解每个学生的学习需求，从而为他们提供个性化的学习体验，促进他们学习进步。

　　提高学生参与度：前测阶段还可以提高学生的参与度和投入度。心理学研究表明，当学生感到自己的学习需求和能力得到认可和重视时，他们更有可能积极参与学习，并展现更好的学习表现。通过预估学生的起点水平，教师向学生传递了对其个体差异的理解和尊重，从而增强了他们的学习动机和参与度。

　　建立学生自信心：前测阶段也有助于建立学生的自信心。了解自己的起点水平可以帮助学生更清晰地认识自己的学习能力和进步空间，从而增强他们的自信心和学习动力。这与心理学中的自我概念和自我效能感理论相关，认为个体对自己学习能力的认识会影响他们的学习表现和情绪状态。

　　综上所述，前测部分的设计旨在利用预估学生起点水平的心理学原理，为教师提供更有效的教学策略，为学生提供个性化的学习体验，增强他们的学习动机和自信心，从而促进更有效的学习过程和取得更好的学习成果。

◇◆◇ **教学实例**

在讲授《某些传染病和寄生虫病（A00-B99）》内容中讲到传染病和寄生虫病概念、传染与感染区分时进行前测提问：生活中见过或听过的传染病和寄生虫病有哪些？《中华人民共和国传染病防治法》将传染病分为甲、乙、丙三类，以下哪个属于甲类传染病？通过学生各式各样的回答，不仅能让教师了解到学生对于传染病划分不同的思考角度，还能将所学与生活结合起来，极大地激发了学生对学习的兴趣。

在《病案管理与法律法规》课程中，详细解读一则具有代表性的病案管理相关法律案件作为前测，引导学生从法律视角剖析案件中的关键环节，理解病案管理与法律法规的紧密关联。

在《实践课：手术编码工具书查找》课程中以"ICD-9-CM-3分为（　）和（　）部分。请解释什么情况下手术操作会省略编码？"等填空、问答题开展基础知识回顾，强调课本的基本编码知识。学生通过雨课堂线上完成前测，进行手术操作分类编码知识的回顾，老师也借此了解学生的知识掌握程度。

在实践课《病案信息检索统计》课程中以教师提问"病案信息检索的数据来源是什么？"引导学生集思广益，了解学生对课程的掌握情况，测到的学情能让教师判断是否需要调整教学的进度和深度。

时间：3分钟　　　　　　　　　　　欢迎使用「长江·雨课堂」

1. ICD-9-CM-3分为_____和_____两个部分。

2. ICD-9-CM-3的类目表分为___章，除_____章外，其他章均按解剖系统分类。

3. 手术操作名称的主要成分是_____，其中_____是手术操作名称的核心轴心。

4. 在类目表核对编码时经常见到"另编码任何同时进行的操作"，这时如果确定做了某一操作，那就应该再编一个手术码，这种情况叫"_____"。

5. 省略编码：请解释什么情况下手术操作会省略编码。

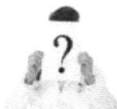

四、参与式学习

（一）参与式学习策略

接下来是参与式学习（participatory learning）。参与式学习是 BOPPPS 教学模型最核心的理念，是培养学生主动学习的重要手段，要求体现"以学生为主体"的教学思想。在讲清概念、重点、难点等主要知识点后，通过个人报告、分组讨论、角色扮演、动手推算、专题研讨、案例分析等丰富有趣的方式充分激发学生的学习热情，引导学生积极参与到学习活动中，进一步加深学生对所学内容的理解程度，同时也强化了学生的语言表达能力、沟通能力及合作能力等素养的培养。参与式学习体现的是以学生为主体的教学思想。常用的参与式学习组织形式包括分组讨论、角色扮演、动手推算、专题研讨、案例分析等。

（二）相关工具

个人报告	小组讨论	案例分析	情景模拟
思维导图	辩论会	角色扮演	破冰
智慧树	游戏	同学分享	随堂测评
合作学习	头脑风暴	雨课堂	问卷星

（三）心理学依据

建构主义学习理论：参与式学习部分符合建构主义学习理论，该理论认为学习是一个主动的、建构性的过程，个体通过与他人和环境的互动来构建新知识和理解。因此，通过参与式学习，学生可以积极参与讨论、合作解决问题，从而深化对知识的理解和应用。

社会认知理论：参与式学习部分还涉及社会认知理论，强调个体学习是在社会环境中发生的，并受到社会互动和合作的影响。通过参与式学习，学生有机会与同伴互动、分享观点，从而增强学习效果和提高团队合作能力。

激励理论：参与式学习部分可以激发学生的学习兴趣和动机。心理学研究表明，通过积极参与学习活动，个体更有可能感受到学习的意义和价值，从而增强学习动力和投入程度。参与式学习的设计可以创造出积极、互动的学习环境，激发学生的学习兴趣。

情感连接：参与式学习部分还涉及情感连接的心理学原理。学习活动中的情感体验可以增强学生对学习内容的投入和认同感。通过参与式学习，学生有机会分享自己的观点、经验，从而建立情感上的联系，增强学习的积极性和学习深度。

总体而言，参与式学习部分的设计旨在利用建构主义学习理论、社会认知理论、激励理论和情感连接等心理学原理，创造出积极、互动的学习环境，激发学生的学习兴趣和动机，促进他们学习效果和团队合作能力的提升。

教学实例

在《某些传染病和寄生虫病（A00-B99）》课程中，在讲授"人类免疫缺陷病毒（HIV）病的发病机制、人类免疫缺陷病毒（HIV）病的分类原则"时，讲述艾滋病作为一种病死率极高的严重传染病，在健康预防中占据极为重要的地位。十八大以来，以习近平同志为核心的党中央，铺设了一条以人民为中心的"健康之路"。党的二十大报告提出，推进健康中国建设，把保障人民健康摆在优先发展的战略位置。观看《党的二十大报告金句》（健康中国篇）视频。介绍国家从政策方面为艾滋病病人实施特殊的照顾，实施"四免一关怀"政策，充分体现了以人民为中心的发展思想。培养学生民族自豪感和自信心，坚定其为"健康中国"做出贡献的职业理想。

通过病例分析介绍人类免疫缺陷病毒（HIV）分类编码规则，并将HIV分类编码规则归纳总结，加深学生对知识的理解和记忆；给出病例描述，分小组进行讨论和病案编码查找竞赛等丰富有趣的方式充分激发学生的学习热情，引导学生积极参与到学习活动中来。

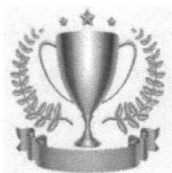

小组竞赛
前三名完成并且正确的组本次课程满分

心脏开放性二尖瓣修补术

在讲授《手术操作分类 操作和介入，NEC（00）》内容时，通过采用心脏模型及解剖 3D 图直观模型展示；"血管支架置入术的主导词、血管支架的类型"雨课堂阶段小测；翻转课堂：学生作为"老师"分享并讲解其制作完成的血管支架编码思维导图；ICD-9-CM-3 工具书分组实操：冠状动脉血管支架置入术、冠状动脉药物涂层支架置入术等方式强化学生的语言表达能力、沟通能力及合作能力等素养的培养。

在实践课《诊断编码工具书查找》中，采用师生互动：以启发式、递进式的方法进行提问，学生回答老师提出的问题，其他小组可补充或反驳，有利于学生对重点知识的掌握，老师及时给予积极的肯定，树立学生学习的自信心；生生互动：6~7 位同学组成小组，通过合作查找工具书，找出疾病的编码。并且开展小组比赛，比较哪个小组编码又快又准，培养同学们团结合作、奋发拼搏的精神风貌。

在病案统计管理检索系统进行实践练习时，采用翻转课堂。让学生根据之前学习的病案信息检索知识进行实践学习，通过病案统计系统进行检索实操，相互讨论，完成练习题，抽选部分学生上台讲解。

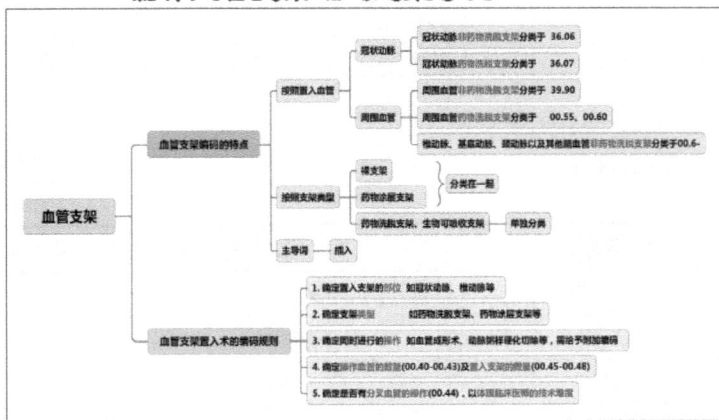

《病案信息学》第六章 手术操作分类预习作业
——制作血管支架编码思维导图

五、后测

（一）后测策略

第五个步骤是后测（post-assessment），也称为课后测验，课后测验是判断学生是否达到预期目标的重要环节。该阶段的目的是验收学习成果。要求在课后或者教学过程中及时评估教学效果，通过回答问题、小测验、做习题、操作演示、汇报等方式对教学效果进行评估，并根据评估结果进行教学反思诊改，及时调整教学设计，从而更好地达成教学目标。

相对于传统教学模式，BOPPPS模型强调评估的及时性，即应该在课后或教学过程中及时评估教学效果。根据评估结果，学生可以及时了解自己对知识的掌握程度，教师可以反思并调整教学设计，使教学目标更容易实现。

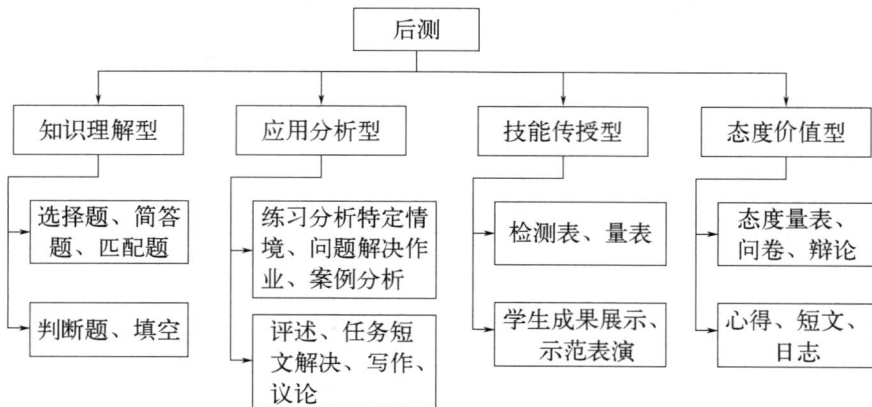

```
                            ┌──────┐
                            │ 后测 │
                            └──────┘
         ┌──────────────┬───────────┴────────┬──────────────┐
   ┌──────────┐   ┌──────────┐        ┌──────────┐    ┌──────────┐
   │知识理解型 │   │应用分析型 │        │技能传授型 │    │态度价值型 │
   └──────────┘   └──────────┘        └──────────┘    └──────────┘
```

知识理解型	应用分析型	技能传授型	态度价值型
选择题、简答题、匹配题	练习分析特定情境、问题解决作业、案例分析	检测表、量表	态度量表、问卷、辩论
判断题、填空	评述、任务短文解决、写作、议论	学生成果展示、示范表演	心得、短文、日志

（二）相关工具

判断	选择	简答
连连看	案例分析	作品展示
表演	态度量表	交谈
日记	札记	心得体会
调研报告	量表	考核表
翻转课堂	问卷	填空

（三）心理学依据

评估学习成效：后测部分的设计基于评估学生的学习成效。心理学认为，定期进行评估可以帮助教师了解学生的学习进度和掌握程度，从而及时调整教学策略和提供必要的支持。这符合认知心理学中的评估理论，即通过评估来了解学习者的认知过程和知识结构。

反馈与强化学习：后测不仅是对学习成果的评估，还提供了反馈机制。心理学研究表明，有效的反馈可以帮助学习者认识到自己的学习成绩，发现错误并加以纠正，从而促进学习效果的提高。后测部分通过给予学生反馈，强化了他们的学习过程，帮助他们更好地理解和应用所学知识。

巩固记忆：后测也有助于巩固记忆。根据心理学的记忆理论，重复练习和回顾是巩固记忆的有效方法之一。通过后测，学生需要回顾之前学过的知识，并运用到具体问题中，这有助于加深他们对知识的记忆和理解。

自我监控与调节：后测也能促进学生的自我监控和调节能力。心理学认为，有效的学习不仅需要外部的指导和反馈，还需要学习者自我监控和调节学习过程。通过参与后测，学生可以评估自己的学习成果，发现自己的学习需求和不足之处，并采取相应的措施加以改进。

综上所述，BOPPPS 模型中的后测部分通过评估学习成果、提供反馈、巩固记忆和促进自我监控与调节，帮助优化学习过程，提高学习效果。

◆◇ 教学实例

在讲授《手术操作分类　操作和介入，NEC（00）》内容时，通过具体病例分析介绍冠状动脉血管支架置入术分类编码。教师指导学生通过在病历记录中阅读病历、找关键信息进行准确编码作为后测。这种方式可使学生及时了解自己对知识的掌握程度，教师也可以从中反思并调整教学设计，使教学目标更易实现。

在讲授《病案管理与法律法规》内容时，通过课堂测试强化学生对本节课程重要知识点的理解。

学习"女性生殖器官附件手术分类编码"时，教师提问同学们女性生殖器附件手术的部位、编码规则，大家一起回答。或者教师随机提问一位同学"女性生殖器附件手术的主导词是什么"，其他同学判断回答对不对。采用这两种方式进行后测。

六、总结

（一）总结策略

最后一个步骤是总结（summary），这一步骤的目的是对本节课的内容进行总结和归纳。教师可以通过提问、向学生展示等方式，让学生回顾和概括所学的重点内容，加深对知识的理解和记忆。总结主要是归纳一节课的知识点、理清知识脉络、引出下次课的内容。与传统的教学模式不同，BOPPPS模型强调总结应该是学生自己对知识的归纳。因此，总结过程中，应以学生为主体，教师主要起引导作用，由学生自己总结本次课的知识点和重要内容，评估自己的学习效果。然后教师再强调重点、难点，进一步加深学生的印象。

作为一种注重教学互动和反思的闭环反馈课程设计模式，BOPPPS是教师进行教学设计及课堂组织时最行之有效的设计模式之一。当然，在应用BOPPPS教学模型开展教学设计时，教师需要从教学理念、教学目标以及方法上准确把握该模型的内涵，因时制宜，不要拘泥于固定的形式，而是根据实际情况探索出适合自身及学生的有效的教学模式。

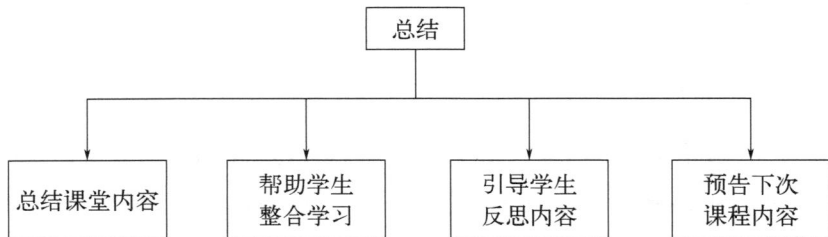

```
                          ┌──────┐
                          │ 总结 │
                          └──────┘
        ┌────────────┬────────┴────────┬────────────┐
   ┌─────────┐  ┌─────────┐      ┌─────────┐   ┌─────────┐
   │总结课堂内容│ │帮助学生  │      │引导学生  │   │预告下次  │
   │          │  │整合学习 │      │反思内容 │   │课程内容 │
   └─────────┘  └─────────┘      └─────────┘   └─────────┘
```

（二）相关工具

简述	提问	板书展示	意见纸片
学习成果	个人行动计划	学生评论	老师点评
预告下节课内容	分组实验	互相辩论	案例分享
脑图	知识图谱	思维导图	口诀

（三）心理学依据

记忆巩固：根据心理学中的记忆理论，重复和复习是加强长期记忆的关键。总结阶段让学生回顾课程中的关键概念和重要知识，有助于将新学的信息从短期记忆转移到长期记忆，增强记忆的持久性。

元认知能力的提升：总结部分鼓励学生进行反思，评估自己的学习过程和理解程度。这种自我评估的过程是元认知技能的关键组成部分，有助于学生意识到自己的学习策略和认知过程，从而进行必要的调整和优化。

构建认知框架：心理学研究表明，信息的组织结构对于记忆的保持和回忆至关重要。通过总结，教师和学生可以一起构建或重温课程内容的逻辑框架，帮助学生以结构化的方式整理信息，这样可以更有效地存储和检索知识。

提高学习的主动性和自主性：总结环节可以通过引导学生自己总结或小组讨论的形式进行，这样的参与式活动可以增强学生的学习主动性和自主性，让学生从被动接收信息转变为主动构建知识。

澄清误解与加深理解：总结阶段为学生提供了一个机会来澄清可能存在的误解，并对学习内容进行深入讨论。通过重述和讨论学习材料，学生可以更好地理解复杂概念和细节，加深和拓展他们的认识。

综上所述，BOPPPS 模型中的总结部分利用这些心理学原理，通过加强记忆、提升元认知能力、构建认知框架、增强学习主动性，以及澄清和加深理解等方式，帮助学生更有效地学习和掌握课程内容。这些活动有助于确保学生在课程结束时对所学知识有一个清晰、准确的理解，为未来的学习和应用打下坚实的基础。

◆　**教学实例**

在《某些传染病和寄生虫病（A00-B99）》的学习中，学生通过分享自身学习的体会、分享学习的过程来进行总结。

在讲授《病案管理与法律法规》课程时，设置开放式思考题作为总结，加深印象，启发学生，培养学生对未来工作岗位的认知，加深对职业的敬畏感和责任感。

在《实践课：疾病诊断主导词的选择》中，板书过程中通过串联关键词，以思维导图的方式进行总结，强调重点。

在讲到"冠状动脉血管支架操作编码"时，用一套朗朗上口、精简好记的口诀作为总结：

得了心梗您别怕，冠支兄弟打天下。

插入类型另编码，血管扩通全靠它！

在学习"女性生殖器官附件手术分类编码"内容时，以思维导图的方式进行总结，强调重点。

第三节 BOPPPS 教案模式

一、教学设计

所授课程				
课程章节			授课学时	
所属院、部		设计者		
授课专业		授课年级		

一、导言（引起学习动机，导入主题）

二、学习目标 [知识、技能（能力）、学习态度与价值观（情感）]
1. 教学目标
知识目标：
技能目标：
学习态度与价值观（情感）目标：
2. 教学重点和难点
重点：
难点：

三、学情分析与教学预测
1. 学情分析
2. 教学预测

四、教学过程

1. 参与式学习的教学环节设计（设计促进学习者主动学习、积极参与的教学活动）

时间	授课者的工作	学习者的工作
	导入	

续表

时间	授课者的工作	学习者的工作
	目标	
	前测	
	参与式学习	
	后测	
	总结	

2. 教学策略与方法选择

3. 板书设计

五、教学效果测试（运用有效方式，了解学习者的学习成果）
1. 课内
2. 课外

六、摘要或总结

七、学习资源
1. 书籍
2. 文件
3. 论文
4. 网络资源

八、教学反思

二、应用现状

"BOPPPS"教学模型最初由 ISW（加拿大教师技能培训工作坊）根据加拿大不列颠哥伦比亚省对教师的资格认证所创建，最初主要用于教师的技能培训，在培训过程中主要采用以教学实践为主的方式通过集中强化训练以提高教师教学技能和教学的有效性。这是一个在北美高校教师技能培训过程中比较推崇的一种教学过程模型。

目前该模型已经被全世界超过 33 个国家和地区引进采用，被全球超过 100 所大学和产业培训机构所推崇，其应用实践表明"BOPPPS"是一个"有效果""有效率""有效益"的能够促进学生积极参与课堂学习的教学模式。目前国内已经开始在实际教学中引入"BOPPPS"教学模型，但更多的是与实际课程相结合的经验总结，该模型是一个能够帮助教师分解并分析教学过程、找出教学盲点、改善并提升教学成效的工具。

三、运用 BOPPPS 模型应注意的问题

1. 应用 BOPPPS 教学模型对教师素质有更高的要求，要求教师不仅理论功底要扎实，还必须具有丰富的实践经验。

2. 该教学模式的六要素在实际应用中并不固定。根据教学经验，实际教学过程受许多不可控因素的影响，很难完全按这六个环节开展教学活动。

3. 形式多样的教学形式的共同重点是"教学反馈"。教师在课程设计中采用哪种教学形式的标准应该是能否提高学生学习效率和深度，而这很大程度取决于师生之间能否通过及时、准确的"教学反馈"，实现教与学的同步，产生情感共鸣。

归纳 BOPPPS 教学模型六要素的共同点，不难看出 BOPPPS 教学模式的内涵：在教学理念上，教师关注的重点应该是学生"学到了什么"，而不是自己"教了什么"；在教学目标上，必须按照认知规律，设定清晰、具有可检验性的目标，便于学生评估自己掌握知识的程度；在教学方法上，强调参与式教学，力求学生能在课堂上充分发挥主观能动性，独立思考、创造性思维。

BOPPPS 教学模型作为一种注重教学互动和反思的闭环反馈课程设计模

式，本质上是以学生为中心的教与学的实践。教师在应用 BOPPPS 教学模型开展教学设计时，应从教学理念、目标、方法上准确把握该模型的内涵，不必拘泥于固定的形式。

具体而言，各部分易出现的问题如下。

1. 导入

问题：导入缺失或不充分，不能成功引起学生兴趣。

对策：导入部分的作用不可或缺，是成功引起学生兴趣，将学生注意力引入课堂的关键步骤，可从生活中的常见事物、近期的热门话题自然导入授课主题，引发关注。

2. 目标

问题 1：学习目标缺失。

对策：学习目标是为了让学生明确本堂课的学习任务，学习完本堂课后应该能做到什么，不可或缺。

问题 2：学习目标含糊不清。

对策：学习目标没有具体明确的表达，或只是知识点的罗列，学生对于要完成的任务仍旧茫然。学习目标的描述一般要遵循 SMART 原则。

所谓 SMART 原则，即：

（1）目标必须是具体的（specific）；

（2）目标必须是可以衡量的（measurable）；

（3）目标必须是可以达到的（attainable）；

（4）目标必须和其他目标具有相关性（relevant）；

（5）目标必须具有明确的截止期限（time-bound）。

学习目标要用动词准确描述特定的要求，如"陈述""分析""总结""评价""设计"等；学习目标要可测量，可以评价完成的好坏；学习目标要在学生能力范围之内；学习目标要与课堂主题相关；学习目标要设置任务完成的时间限制。

假设课程主题为"肺炎"，学习目标可描述为：在本堂课程结束后（有时间限定的），要能准确陈述（特定的）"肺炎"（相关的）的种类（可测量的），分析（特定的）各自发病的原因，及它们的区别和联系（可以完成的）。

3. 前测

问题：缺少前测。

对策：前测是为了了解学生对本堂课程内容之前所学的相关基础知识的掌握情况。比如学习"肺炎"之前，需要了解学生对肺部的解剖结构、生理特性，炎症的病理改变等基础内容掌握如何，对肺部的听诊、叩诊的技能掌握如何，以便决定本堂课的讲授策略，是进一步详细地回顾基础知识，还是简单回顾而重点讲授临床相关内容。

4. 参与式学习

问题：学生的参与度不高，互动设计不够，以传统讲授为主。

对策：教师应当转变观念，意识到纯粹的讲授方法的局限性。在讲授课程中适当设计互动不仅仅是为了活跃课堂氛围，更重要的是提高学生的课堂效率。参与式学习的方法有很多种，如：PBL（基于问题的学习）、CBL（基于案例的学习）、翻转课堂、对分课堂等。而较为适用于课堂讲授中课堂提问的方法是"TPS"，即 think、pair、share。提出问题后，规定一段时间请每位同学考虑，和同桌配对讨论一段时间，再花一点时间与大家分享同桌之间讨论结果。简单易行，不会冷场。

5. 后测

问题：缺乏后测。

对策：后测是为了了解学生对本堂课程设置的学习目标的完成情况，至关重要。很多老师平时上课的时候感觉学生学习得很不错，到了期末考试却有很多学生不及格。究其原因，主要是在每堂课结束时，教师没有通过后测了解学生对学习目标的达成情况。后测的方法和形式多种多样，可以当堂测试，可为课后作业形式，可以在线测试，可为实验报告的形式，根据教学目标的需要、可操作性以及学生的接受程度而设置。

6. 总结

问题：缺乏总结。

对策：总结是引导学生对本课程内容进行回顾和梳理，找出重点和难点内容加强理解、记忆的过程，是不可或缺的环节。有些课程内容是 2～3 节课才能完成，则可简单回顾（小结）本节内容，或预告下节内容。

四、病案信息学课程教学案例——以冠状动脉血管支架置入术编码为例

（一）运用 BOPPPS 教学模式

（1）导入：通过提出病案编码员将冠状动脉血管支架置入术主要手术操作选择错误导致医保 DRG 入组错误、DRG 权重错误、医院产生巨大亏损的案例，引出本节课内容——冠状动脉血管支架置入术正确编码规则。其中穿插课程思政内容：编码员需要准确选择病案首页的主要手术操作编码，才能够使诊疗信息准确反映在病案首页，使医院获得合理的医保偿付。

（2）目标：学生通过师生互动，说出冠状动脉支架置入术的术式、部位、类型、主导词；学生记住冠状动脉支架置入术的编码规则达到知识目标；学生能通过生生互动，学会利用工具书查找手术编码的操作技能；学生能通过病历分析，将冠状动脉支架置入术编码准确找出，把编码技能与未来病案岗位实际相结合，培养对未来工作岗位的认知和责任感。

（3）前测：通过掌上学习教育平台设置 1 个开放式关联性问题：为什么要置入血管支架？要求学生在 1 分钟内给出答案。通过提问本课堂的重点知识激发学生讨论思考并得出正确结论；通过教具心脏模型提问，心脏上哪条血管是冠状动脉血管？让学生走上讲台指出冠脉血管的具体部位，并将正确答案展示给全班同学。

（4）参与式学习：将 25 名学生分成 8 个小组，学生随机组合为 3~4 人的学习小组。老师根据国际疾病分类教学课程中冠状动脉血管支架置入术编码教学内容和重点设计教学案例，并提出问题。学生通过分组讨论找出病历中的主要手术，并通过组内合作互助查找工具书，找出主要手术的编码 36.07及 36.06 后，老师对学生的结果进行讨论，并鼓励其他小组补充或辩驳。

（5）后测：通过掌上学习教育平台发布冠脉支架植入术编码案例题，让学生根据案例中"以 2.5mm×15mm 的球囊对后侧支近段病变处以 12~14atm 10s 充分预扩张，并植入 2 枚西罗莫司涂层支架"等手术记录的描述写出主要操作编码以及其他编码。

（6）总结：通过编制精炼易记的口诀进行总结。口诀：得了心梗您别怕，冠支兄弟打天下。插入类型另编码，血管扩通全靠它。

（二）BOPPPS 教学模式教学法实施过程

通过结合以医疗热点为切入、以问题为导向、以编码实践为载体的方式引入课程。以小见大的方式引出教学内容，强化了师生互动。前测运用动画视频讲解冠状动脉支架置入术的入路术式，全面地还原手术操作中冠脉支架置入整个过程。让学生直观了解患者手术的感受，体现人文医学精神。参与式学习中结合冠脉支架置入术编码案例启发学生思考，直观、形象、生动地阐述本次课的重点、难点，使学生多感官参与，突破学生的认知障碍，大大激发学生自主学习兴趣，培养学生的临床思维能力。口诀式总结将复杂难懂的理论知识具体化，归纳为通俗易懂的语言。BOPPPS 教学模式教学法着重加强学生课程思政与医学人文教育，课程思政始终贯穿于整体的教学内容中，让学生充分认识到学好编码目的是保证 DRG 数据的准确性，使医院既不面临高费用的风险又避免亏损的赔付；使国家医疗资源利用标准化，有效控制医疗费用的不合理增长。深入培植和熏染情感价值，帮助学生有效构建新知识，使之"学有所得、所思、所悟"，用"问题"点燃学生的智慧之火。

（三）BOPPPS 教学模式教学法的优势

在冠状动脉血管支架置入术编码教学实践过程中，重点围绕参与式学习部分的冠脉支架置入术编码规则教学。第一步：运用启发式教学与对比式教学提出问题，冠状动脉血管支架置入术的主导词是什么并对冠状动脉血管支架置入术主导词与"置入""植入"等其他主导词作区分；讲解不同冠脉支架类型不同的编码规则；讲解 6 个另编码的运用规则。第二步：实操训练。带领学生准确使用教学工具书查找冠脉支架置入术编码。第三步：编码病案分析。将 25 名学生分成 8 个小组，学生随机组合为 3～4 人的学习小组。学生分组讨论找出病历中的主要手术，并通过组内合作互助查找工具书，找出主要手术的编码。随后回答问题，其他小组补充或辩驳。在整个 BOPPPS 教学模式教学法实施过程中，通过添加案例、动图、模型、视频，采用理论＋实践的形式，运用问题导向式、讨论演示、翻转课堂、线上＋线下课程测试、头脑风暴、情景模拟、生生互动等方法开展课程教学。授课过程中避免由老师一味讲解，多次采用提问、课后掌上学习教育平台交流的方法让同学主动参与课堂。

（四）BOPPPS 教学模式教学法面临的问题

从教师角度看，BOPPPS 教学模式除了保留传统的讲授教学方法外，还融合了案例分析法、小组讨论法、头脑风暴、互助合作法、递进式提问等多种教学方法，要求教师掌握多元化教学方式的能力。因此，新教学、新方法，教师面临新挑战。而学生群体多为医学边缘专业，临床基础知识薄弱，讨论时仅限于课本知识，所查找资料有限。但 BOPPPS 教学模式更强调学生的自主学习能力和临床思维能力。在学生缺乏临床基础知识且自学积极性不够高的情形下，学习效果大打折扣。从教学内容上看，随着 DRG 付费方式的实施，病案的管理方式和手段正发生着重大的变化，在今后的实践培养过程中，应将病案信息管理的新理论、新技术逐渐作为 BOPPPS 教学实践的重点。

引入 BOPPPS 教学模式设计教学内容，使授课内容充实，侧重点明显，不仅解决课程重点难点，还让整节课的节奏张弛有度。这不仅打破了传统单向的、垂直的、机械的教学方式，还改善了病案信息学以往枯燥、乏味、抽象的教学现状，充分做到"教"与"学"的互动，真正体现了"学生为主体、教师为主导"的教学思想，达到了大大激发学生自主学习兴趣，提高学生讨论、分析、解决问题的能力，培养学生的临床思维能力等目的。

第四章

OBE（成果导向教育）教育模式

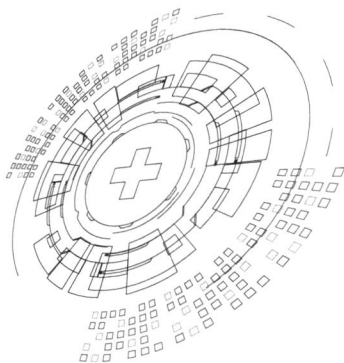

第一节　成果导向教育的定义及发展历程

一、成果导向教育概要

成果导向教育（outcomes-based education，OBE）是指"清晰地聚焦在组织教育系统，使之围绕确保学生获得在未来生活中取得实质性成功的经验"。与知识结构、教师传授为主导的传统教育相反，OBE 强调学生的预期学习成果的确定、达成方式以及达成度的评价。它是以人人都能学会为前提，以学生为中心，以成果为导向而设计的教育模式。其主导目标应为学系对学生的生涯与专业的成就所做的准备的广义描述。成果应被定义为对应届毕业生的期望。

二、成果导向教育的起源和发展概况

成果导向教育（OBE）作为学术语言，最早是由斯派蒂（Spady W.G）在 1981 年提出。

成果导向教育是美国 20 世纪教育改革思潮的产物，其理论来源包括目标模式、精熟教育、能力本位教育以及标准参照评价。

19 世纪中叶以后，大学功利主义思潮逐渐在西方各国传播。首先是美国康奈尔大学模式和威斯康星大学思想的产生与被认同，使大学逐渐从封闭的象牙塔走向开放的经济社会。布鲁贝克的政治论高等教育哲学、克拉克·克尔的现代大学多元功能观和多元化巨型大学观、纳伊曼的实用人才培养观和高等学校的社会服务观等，都从不同角度体现了理性主义走向功利主义的转变。

高等教育经过几百年的发展，逐渐与社会经济生活发生联系，高等教育的功能逐渐扩大，并越来越注重教育对经济社会产生的实际效果。实用主义是美国本土的哲学流派，产生于 19 世纪 70 年代，并于 20 世纪初成为美国的主流学派。其创始人是美国哲学家皮尔斯，使之系统化的是詹姆斯。詹姆斯从"纯粹经验"出发，提出"有用就是真理"，他认为："在注重特殊事实方面，实用主义与唯名主义是一致的；在着重实践方面，它和功利主义是一致的；在鄙弃一切字面的解决、无用的问题和形而上学的抽象方面，它与实证主义是一致的。"以这三个派别来说明实用主义，是为了突出其注重实际效果、强调经验与行动、反对抽象理性的基本立场。实用主义的另一代表人物杜威则将实用主义发展到新的阶段，并推广到众多领域，尤其对教育领域产生了深远影响。杜威的实用主义哲学认为，一切知识都是工具，包括思维、概念、理论，不论多么精致，其价值不在于自身，而在于它们造就的结果的功效和能否指引人们取得成功。杜威把他的教育哲学建立在他对经验的实用主义观点之上，他把教育过程看成是一种经验不断重组、重建和转变的过程。他认为教育的根本意义就在于促进个人经验的不断生长，这个生长即"向着一个后来的结果，逐渐向前发展的运动"。功利主义和实用主义深深影响了 19 世纪中叶以后的教育哲学和教育实践，产生了许多新的教育改革思潮。成果导向教育就是在这一背景下，通过不断演变与碰撞而形成的一种教育改革理念与思潮。

面对利益相关者对高等教育质量的种种质疑，政府和社会开始加强对高等教育质量的问责。问责的主要方向是学生学习成果。其中，美国表现得最为突出。早在 20 世纪 80 年代，美国就开展了以学生学习成果为主要内容的

"评价运动"。认证机构的标准也逐步由"最低要求的量化标准"到"基于目标的评价标准"，再到"成果导向的评价标准"。进入 21 世纪，美国、日本、英国、澳大利亚、加拿大、巴西、墨西哥等国纷纷出台了相应的评估指南、认证标准、学位要求，无一不突出对学生学习成果测量与评价的要求，这使得大学不得不围绕成果来设计教育，重视学生的学习成果。

与此同时，在全球化背景下，欧盟于 1999 年正式启动博洛尼亚进程，旨在构建欧洲高等教育区，促进师生与人才的流动，广泛提供高质量的高等教育机会和社会联系。为了实现这些目标，各国纷纷依据欧洲高等教育总体框架要求，建立各自的教育质量保障机制，以保证高校、专业符合相应的标准，毕业生的学分实现互换和相互承认。为了与国际接轨，中国高等教育认证也秉承"成果导向""学生中心""持续改进"等理念，规定学生应该学习什么，掌握什么，达到什么学习成效。2016 年，中国正式加入国际工程教育《华盛顿协议》组织，标志着中国工程教育质量认证体系得到国际认可。通过认证的专业质量，即实现了国际实质等效。博洛尼亚进程及其他高等教育发展联合体不仅促进了高等教育质量保障，强调学习成果导向的认证模式，同时也促进了高校教育教学改革向以学生为中心的方向强劲发展。

在高等教育问责与认证的推动下，成果导向教育逐渐深入到院校评估、专业认证与大学教育教学领域，成为高等教育界的高频与热点词汇，并被广泛地推广到众多国家以及各个学科中。英国成果导向教育中心和开放大学的学习成果及评估项目于 2005 年给出了"成果导向教学中心"9 个成功的案例，并指出，成果导向教学并没有一个固定的模式，必须经由各个学科的教学实践并加以调节从而达到最好的效果。中国香港大学教育资助委员会在 2006 年《致香港各大学的信》中指出，中国香港所有大学都应该致力于发展成果导向的教学，目的就是改善和提升学生学习质量及教师教学质量；同时出台了为期 6 年的时间表，每所大学可以依据各自的进度和方式向成果导向的教学模式进发。中国内地的工程教育、医学教育、教师教育等领域也纷纷掀起了成果导向的教育教学模式改革的热潮。

成果导向使高等教育更加关注教育的结果，更加注重大学生在四年的本科教育中究竟学到了什么，影响着世界高等教育的改革与发展。学习成果为大学教与学提供了聚焦中心，为回应外部利益相关者的问责提供了依据，也为师生的国际、区域流动提供了认可机制。但学界对成果导向教育本身仍然存在疑问，如学生的学习成果都能被定义与测量吗？成果导向教育是否危及以学生为中心的学习方式所提倡的更具批判性的开放式观念？如果一味按照预先设定的成果去实施教育，那些与预期学习成果无关的活动将被排斥在外，大学师生追求自由、主动和高深学问的意愿将受到限制。

第二节
成果导向教育的特点、实施原则和实施要点

一、成果导向教育的特点

成果导向教学模式打破了传统的"以教师为中心""以知识体系为导向"，是一种强调学生主体地位的教学模式，实现了教学范式由"内容为本"向"学生为本"的根本转变。相对于传统教学，该模式在教学目标、教学内容、教学过程和教学评价等方面具有如下特点：

（1）在教学目标上落实了专业认证的毕业要求。相对于传统的"以学科知识为主"的正向教学模式，成果导向教学模式注重学生综合能力的培养，将目标明确地聚焦于学生最终有意义的学习结果上，强调学生的"知识、能力、素质"三维教学目标，突出能力本位教育。它不再是正向的知识灌输，而是围绕学生的最终"成果"来组织和开展教学，以明确的综合能力的掌握为目标反向设计教学过程，最终促成学习成果的达成。这使得学生获得了毕业要求中各项能力指标的基本训练，为毕业学生通过4年左右时间达到人才培养目标中要求的实践能力提供支撑。

（2）在教学内容上更注重选择性。相对于传统的"统一"教学，成果导向教学模式在教学内容选择上具有更大的灵活性。教师根据学生的情况，选择不同的教学内容供不同能力水平的学生选择，学生则根据自己的情况和能力水平来选取相应的、适合自己的教学内容。这也改变了传统教学中教与学"两张皮"的状况。

（3）在教学过程中更注重以学生为主体。如果传统教学过程中关心的问题是"教师怎么教"，这是以教师为中心的教学。那么OBE模式下的教学关注更多的是"学生怎么学"，教师通过学习活动指导和影响学生，使他们提高"应该学习什么"的感知，从学生的内外部需求出发，使学生能动地"创造"而不是被动地"接受"，通过主动的探究和实践过程培养多方面的能力。

（4）在教学评价上注重多元化。成果导向教学模式在于确保所有学生在离开教育系统时能够拥有今后走向"成功"所需要的知识和能力，但不要求他们在同一时间、用相同的方式达成。为此，成果导向教学模式的评价体系也不同于传统模式的统一测评等方式，其将评价焦点放在学生的"能力指标"上，通过多方面的评价确保学生达成预期学习目标。

二、成果导向教育的实施原则

（1）清楚聚焦：课程设计与教学要清楚地聚焦于学生在完成学习过程后能达成的最终学习成果，并让学生将他们的学习目标聚焦在这些学习成果上。教师必须清楚地阐述并致力于帮助学生发展知识、能力和境界，使他们能够达成预期成果。清楚聚焦是OBE实施原则中最重要和最基本的原则，这是因为：第一，可协助教师制定一个能清楚预期学生学习成果的学习蓝图；第二，以该学习蓝图作为课程、教学、评价的设计与执行的起点，与所有学习紧密结合；第三，无论是教学设计还是教学评价，都是以让学生能充分展示其学习成果为前提；第四，从第一次课堂教学开始直到最后，师生如同伙伴一样为达成学习成果而分享每一时刻。

（2）扩大机会：课程设计与教学要充分考虑每个学生的个体差异，要在时间和资源上保障每个学生都有达成学习成果的机会。学校和教师不应以同样的方式在同一时间给所有学生提供相同的学习机会，而应以更加弹性的方式来配合学生的个性化要求，让学生有机会证明自己所学，展示学习成果。如果学生获得了合适的学习机会，相信他们就会达成预期的学习成果。

（3）提高期待：教师应该提高对学生学习的期待，制定具有挑战性的执行标准，以鼓励学生深度学习，促进更成功地学习。提升期待主要有三个方面：一是提高执行标准，促使学生完成学习进程后达到更高水平；二是排除迈向成功的附加条件，鼓励学生达到最佳表现；三是增设高水平课程，引导学生向高标准努力。

（4）反向设计：以最终目标（最终学习成果或顶峰成果）为起点，反向进行课程设计，开展教学活动。课程与教学设计从最终学习成果（顶峰成果）反向设计，以确定所有迈向顶峰成果的教学的适切性。教学的出发点不是教师想要教什么，而是要达成顶峰成果需要什么。反向设计要掌握两个原则：一是要从学生期望达成的顶峰成果来反推，不断增加课程难度以引导学生达成顶峰成果；二是应聚焦于重要、基础、核心和顶峰的成果，排除不太必要的课程或以更重要的课程取代之，如此才能有效协助学生成功学习。

三、成果导向教育的实施要点

（1）确定学习成果。最终学习成果（顶峰成果）既是 OBE 的终点，也是其起点。学习成果应该可清楚表述和可直接或间接测评，因此往往要将其转换成绩效指标。确定学习成果要充分考虑教育利益相关者的要求与期望，这些利益相关者既包括政府、学校和用人单位，也包括学生、教师和学生家长等。

（2）构建课程体系。学习成果代表了一种能力结构，这种能力主要通过课程教学来实现。因此，课程体系构建对达成学习成果尤为重要。能力结构与课程体系结构应有一种清晰的映射关系，能力结构中的每一种能力要有明确的课程来支撑，换句话说，课程体系的每门课程要对实现能力结构有确定的贡献。课程体系与能力结构的这种映射关系，要求学生完成课程体系的学习后就能具备预期的能力结构（学习成果）。

（3）确定教学策略。OBE 特别强调学生学到了什么而不是教师教了什么，特别强调教学过程的输出而不是其输入，特别强调研究型教学模式而不是灌输型教学模式，特别强调个性化教学而不是"车厢"式教学。个性化教学要求教师准确把握每名学生的学习轨迹，及时掌握每个人的目标、基础和进程。根据不同的要求，制定不同的教学方案，提供不同的学习机会。

（4）自我参照评价。OBE 的教学评价聚焦在学习成果上，而不是在教学内容以及学习时间、学习方式上。采用多元和梯次的评价标准，强调达成学习成果的内涵和个人的学习进步，不强调学生之间的比较。根据每个学生能达到教育要求的程度，赋予从不熟练到优秀不同的评定等级，进行针对性评价，通过对学生学习状态的明确掌握，为学校和教师改进教学提供参考。

（5）逐级达到顶峰。将学生的学习进程划分成不同的阶段，并确定各阶段的学习目标，这些学习目标是从初级到高级，最终达成顶峰成果。这将意味着，具有不同学习能力的学生将用不同时间、通过不同途径和方式，达到同一目标。

四、成果导向教育与传统教育的比较

（1）成果决定而不是进程决定。传统教育的课程教学严格遵循规定的进程，统一的教学时间、内容、方式等。教学进度是以假设大部分学生可以完成为前提预设的，如学生在规定时间内未完成学习，将被视为达不到教学要求。OBE 的目标、课程、教材、评价、毕业要求等均聚焦于成果，而不是规定的进程。OBE 强调学生从学习的一开始就有明确目标和预期表现，学生清楚所期待的学习内涵，教师更清楚如何协助学生学习。因此，学生可以按照各自的学习经验、学习风格、学习进度，逐步达成目标，所有的学生均有机会获得成功。

（2）扩大机会而不是限制机会。传统教育严格执行规定的学习程序，就像将学生装进了以同样速度和方式运行的"车厢"，限制了学生成功的机会。OBE 强调扩大机会，即以学习成果为导向，以评价结果为依据，适时修改、调整和弹性回应学生的学习要求。"扩大"意味着改进学习内容、方式与时间等，而非仅仅延长学习时间。

（3）以成果为准而不是以证书为准。传统教育学生获得证书是以规定时间完成规定课程的学分为准，而这些课程学分的取得是以教师自行设定的标准为准。OBE 获得证书是以学习成果为准，学生必须清楚地展现已达到规定的绩效指标，才能获得学分。将学习成果标准与证书联系起来，使得证书与学生的实际表现相一致，而非只是学生在规定时间内完成学业的证明。

（4）强调知识整合而不是知识割裂。传统教育只强调课程体系，实际上是将知识结构切割成了一个个课程单元，每门课程成为一个相对独立、界限清晰的知识单元，这些知识单元之间的联系被弱化了，学生的学习往往是"只见树木、不见森林"。OBE 强调知识的整合，是从知识（能力）结构出发反向设计，使课程体系支撑知识结构，进而使每门课程的学习都与知识（能力）结构相呼应，最终使学生达成顶峰成果。

（5）教师指导而不是教师主宰。传统教育以教师为中心，教什么、怎么教都由教师说了算，学生只是被动地接受教师的安排来完成学习。OBE 强调以学生为中心，教师应该善用示范、诊断、评价、反馈以及建设性介入等策略，来引导、协助学生达成预期成果。

（6）顶峰成果而不是累积成果。传统教育将学生每次学习的结果都累积起来，用平均结果代表最终成果。这样，学生某一次不成功的学习，就会影响其最终成果。OBE 聚焦的是学生最终达成的顶峰成果，学生某一次不成功的学习，只作为改进教学的依据，不带入其最终成果。

（7）包容性成功而不是分等级成功。传统教育在教学进程中的评价将学生分成三六九等，而最终成果也被划分成不同等级，从而将学生分成了不同等级的成功者。OBE 秉持所有学生都是成功学习者的理念，仅将学生进行结构性区分或分类，采取各种鼓励措施，创造各种机会，逐步引导每一位学生都成为成功的学习者，达成顶峰成果。

（8）合作学习而不是竞争学习。传统教育重视竞争学习，通过评分将学生区分开或标签化，将教师与学生、学生与学生置于一种竞争环境中。在这种环境中，学习成功者和学习失败者之间不可能建立一种和谐互动的关系。OBE 强调合作式学习，将学生之间的竞争转变为自我竞争，即让学生持续地挑战自己，为达成顶峰成果而合作学习。通过团队合作、协同学习等方式，学习能力较强者变得更强，学习能力较弱者得到提升。

（9）达成性评价而不是比较性评价。传统教育强调比较性评价，在学生之间区别出优、良、中、差等不同等级。OBE 强调自我比较，而不是学生之间的比较。强调是否已经达到了自我参照标准，其评价结果往往用"符合 / 不符合""达成 / 未达成""通过 / 未通过"等表示。由于采用学生各自的参照标准，而不是学生之间的共同标准，故评价结果没有可比性，不能用于比较。

（10）协同教学而不是孤立教学。传统教育将教学单元细化为一个个孤立的课程，承担每门课程教学任务的教师独立开展教学工作，很少顾及不同课程教学之间的协同效应。OBE 强调教学的协同性，要求每一名承担课程教学的教师，为了达到协助学生达成顶峰成果的共同目标，进行长期沟通、协同合作，来设计和实施课程教学及评价。

五、成果导向教育推动高校课程教学改革关键环节

首先，要转变观念。这涉及教师、学生以及学校的管理部门和领导者三个方面。相对于传统教学模式，OBE 对教师和学生都是一个挑战。对于教的主体——教师来说，主要起引导者的作用，在制定教学目标时要有较好的能力，能够合理地根据既定的预期能力达成要求参与课程的反向设计。尤其是在该教学模式启动实施的前一两次，需要课程负责人和学科协调者与教师一道通过良好的合作进行相关的改革设计与实施，做好引导者的工作。而对于学的主体——学生而言，这种新的模式将改变他们以往以考试成绩、知识学习为首要任务的思想，也改变了他们消极学习的状态，从而积极应对学业挑战，发挥主动探究的精神。因此，这不仅需要教师和学生转变观念，学校管理部门和领导者也要认识到这一模式对学生学习积极性和主动性的增强、对学生综合能力和素质的培养以及对学校办学水平和人才培养质量的提高有着非常重要的作用，进而倡导、引导和鼓励。

其次，要做好该模式要求的每个环节，即定义学习产出（Defining）、实现学习产出（Realizing）、评估学习产出（Assessing）和使用学习产出（Using）。OBE 模式要求教师要明确"预期学习产出"，要设计一些灵活多样的教学活动，使学生在这些教学活动中能创造新的想法去判断和解决实际问题，还要制定评价任务来评定学生能否以学术和专业的适当方式把课堂上学到的知识用到解决实际问题、设计实验或与客户交流等方面。OBE 模式的重点和难点是进行基于成果导向的教学设计。如何将教学内容、教学环节和教学目标对应起来达到预期的教学效果？李志义教授提出了利用反向设计原则进行基于成果导向的教学设计，主要步骤有 5 个：① 确定学习成果；② 构建课程体系；③ 确定教学策略；④ 自我参照评价；⑤ 逐级达到顶峰。金淼提出了围绕课程目标的成果导向教学设计流程，即首先针对预期学习产出提出 5 个课程教学目标，根据课程目标设计相应的教学环节与教学活动，教学环

设计灵活多样并且能够支撑课程目标，能够体现对"复杂工程问题能力"的培养等。评价者需要根据课程内容的权重和比例，对每个学生给出不同的考核和评判，而非统一的试卷考核。李志义教授的反向设计原则是先确定培养目标和毕业要求，再将预期的产出分解为各个指标点，然后根据指标点来构建课程体系。这样就能确保每个能力指标点都有相应的课程内容来支撑。

再次，要加强课堂教学。课堂教学仍然是基于成果导向教学模式实施的主要形式。有效的课堂教学是预期能力与既定学习目标达成的保障，也是使学生能够达成培养目标、达到毕业要求的基础。但目前的课堂教学尚未摆脱科学教育方式的羁绊。传统的课堂依然围绕教师、教室和既定的教材开展，封闭的环境、固定的内容，在教授方式上也几乎一成不变。如何改革传统课堂教学模式，真正做到互动、探究式的教与学，将"单声道"变为"多声道"？李志义教授认为，OBE模式下的课堂教学至少要实现从灌输向对话、从封闭向开放、从知识向能力、从重学轻思向学思结合、从重教轻学向教主于学等五个转变。金淼则提出，OBE模式下的课堂教学要关注学生的四个能力目标：知识目标、技能目标、能力目标和情感目标；通过课堂教学及时反馈，根据每一堂课的完成情况和课程目标，结合自己的实际情况，对自己下一节课程的目标作提前的设定，并且在课堂教学时采用项目驱动式教学法。不管是李志义教授提出的课堂教学的5个转变，还是项目驱动式教学，OBE模式下的课堂教学已经不再是单一模式下的教学过程，而是结合了多种混合教学模式的综合型课堂。

最后，要实施个性化教学和个性化评价。OBE要求教师准确把握每个学生的学习轨迹，及时把握每个人的目标、基础和进程。因此，需要针对不同的学生，确定每个阶段的学习目标，按照不同的要求，制定不同的教学方案，提供不同的学习机会。另外，成果导向教学的精髓在于不论学生是最后一次尝试才成功还是每次都成功，他们的最终成绩都一样。这意味着，对于同一个小目标，不同的学生可能只是尝试的次数不同；而对于同一个大目标，不同的学生不仅所用的时间、尝试的次数会不同，而且其所采用的途径和方式也可能不同。因此，需要对学生进行个性化的评价。OBE教学模式最主要的一点就是要发挥学生学习的主动性和积极性。多方式、个性化的教学与评价机制使学生充分认识到学习不在于筛选优劣，而在于真正能力的掌握。而且，这种多样化的评价方式也提升了学生的学习热情与积极性，从而以更加积极主动的心态参与到学习过程中来。

第三节 成果导向理念下的课程教学

成果导向教育的核心在于转变了传统"知识为主"的教学理念，将重心转向"学生能力的达成"，并以此为导向进行教学的反向设计和正向实施。尤其在"新医科"的背景下，OBE 注重培养学生的创新、实践等能力。

一、明确课程学习成果目标

广西中医药大学公共卫生与管理学院的人才培养目标是培养"应用型、创新型"独具中医特色的公共卫生人才、科学管理人才。病案信息学是一门多学科交叉融合、特色鲜明的边缘学科，注重跨学科的合作和研究，是推动医学进步和创新的重要力量。根据学校的人才培养目标，结合病案信息学的学科特点，注重学生的素质和能力培养，打造"理论＋实践＋科研"三轮驱动的教学模式，给学生以"深刻的理论结合实操的学习体验"，为医疗卫生行业培养具有病案信息分析、医疗信息处理能力和掌握医学信息管理技术的专门人才；使学生具有医学信息从业人员的责任感和使命感，勇担当，不忘初心，共筑健康中国梦。

1. 知识目标：掌握病案信息管理的基础知识、国际疾病和手术操作分类（ICD-10、ICD-9-CM-3）的概况及编码规则。

2. 能力目标：培养学生掌握国际疾病和手术操作分类和病案信息统计技能，锻炼主要诊断选择、病案统计分析、中医病证分类等能力，结合医学信息管理岗位要求，通过病案统计系统实操、病例分析等，培养学生思维能力和实操能力。

3. 素质目标：

（1）通过理论讲授、师生互动，引导学生去思考并参与到教学过程中，从被动学习变为主动学习，提升分析、解决问题的能力，构建病案思维。

（2）通过强调病案信息学课程在医学信息建设和"健康中国"建设中的

作用，增强学生学好课程的自信心，培养学生对病案信息工作岗位的工作认知，树立正确的职业观和培养严谨认真的工作态度，培养学生团结合作、奋发拼搏的精神风貌。

二、设计取得课程学习成果过程

1. 丰富教学方式和学习途径。在教学上运用病历案例、问题导向式、启发式、讨论演示、翻转课堂、头脑风暴、BOPPPS 等师生互动、生生互动的教学方式，强调以学生为主体。根据 BOPPPS 模组"学生＋学习方式＋学习内容＝知识目标＋技能目标＋情感目标"的公式，通过丰富学生的学习方式来保障目标的达成。运用雨课堂、微信群等教学软件和通信工具提供更多的学习机会和途径，让学生可以通过课程回放、重做练习、线上师生问答等方式进行学习和能力培养。

2. 不限时间的培养模式。病案信息学对学生的培养并不受限于课时安排，课程学时、学年结束后，学生仍可以通过线上课堂、微信学习群等多种学习途径，对相关知识进行学习，提高能力水平。

3. 教学理念贯穿教学全程。 以"立德树人"为根本，强调学生主体地位，实现教学范式由"内容为本"向"学生为本"的根本转变。授课中将科研中的思考、方法、技能等引入日常教学中，设计探究性的课堂活动，实现科研反哺教学。同时组织学生开展学习与讨论，教师给学生出相关调研题目，学生自选后系统进行 文献收集、专家咨询等，撰写调研报告，提高学生的自主学习能力、研究能力和创新能力，形成教与 学结合、以学为主的多位一体的课堂教学新模式。同时强调"以学论教"的评价原则，即教师的教学应由学生的学习表现来评价。因此，开创"理论实操＋课堂研讨＋调研实践＋合作比赛"的多维立体课程成绩评定新模式，采用知识考核与行为考核相结合的方法，注重考核的过程性和多样性，全过程全方位考察课程目标的达成。

4. 重视实践教学。采用"理论＋实践"双管齐下形式，在理论教学的框架下配比相应的实践课，打造出了"理论＋实践"教学模式；实践教学锻炼学生的推理能力、应用意识、创新意识，是学生结合理论知识掌握技能的重要环节。课程设计了病历质控、ICD 编码、医疗信息数据分析等实践课，有效促进最终成果的达成。"以赛促学、以赛促升"；以"能力培养为导向、以学生发展为中心"为教学理念，以全面提升学生专业技能、推进本科教育人才培养模式创新为目标，实现医学信息管理职业教育与行业发展对人才需求的有机衔接，结合"国际疾病和手术操作分类技能水平考试"的方式，举办校级病案信息专业技能竞赛，以"理论＋实操＋团队合作"的形式进行，课堂教学得到有效延伸，提高了学生的综合素质和实践能力，促进学生的学习热情。

三、构建课程学习成果评价体系

OBE 强调"以学论教"的评价原则，即教师的教学应由学生的学习表现来评价。

病案信息学采用多样化的教学评价方法将知识考核与行为考核相结合，注重过程性学习考核。包括单次课程的能力测试成绩、课堂小组讨论的参与、翻转课堂表现、调研报告质量、小组竞赛成绩等，例如电子病历的书写学习后，测试病历的书写时限；阶段的能力水平考核，如学习完疾病分类代码后考核编码能力；课程结束阶段的综合测试，如操作医疗信息软件，分析医保 DRG 实施后某疾病开展的手术治疗费用变化趋势。这些评价方式将帮助教师全面了解学生的学习进展和能力发展，考察课程目标的达成情况。

四、足够的教学资源与优秀的师资配置

病案信息学课程学习要有丰富的教学资源，如课本、实操工具书、多媒体教室、优秀的教师。其中优秀的教师非常重要。作为连接学生与行业的桥梁，教师通过调研、规划、教学等活动，确保教育内容与社会需求保持同步；在知识传授和技能培养方面，教师是学生的主要引导者，他们的专业素养和教学水平直接影响学生的学习效果和职业发展；面对快速变化的行业环境，教师需要不断创新教学方法和内容，以适应新的需求，培养学生的创新思维和适应能力。

病案信息学的授课老师聘请的是医疗卫生行业的相关从业人员，并有多年的教学经验，他们能够合理设置课程、科学规划教学内容，能充分保证教学过程中对学生的能力培养符合社会的实际需求。

五、持续改进保障课程学习成果

建立持续改进机制，将科研中的思考、方法、技能等引入日常教学中，设计探究性的课堂活动，实现科研反哺教学，提升教学质量和学习效果。指导学生参加国家技能比赛、开展团队问题引领研讨会，形成理论教学和实践教学相辅相成的教学体系。

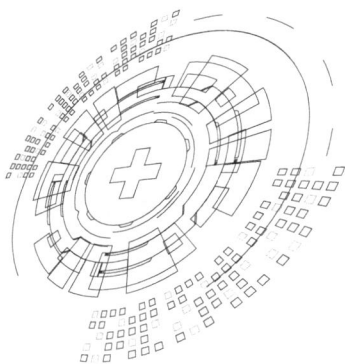

实践篇

第五章

病案信息学课程思政教学案例

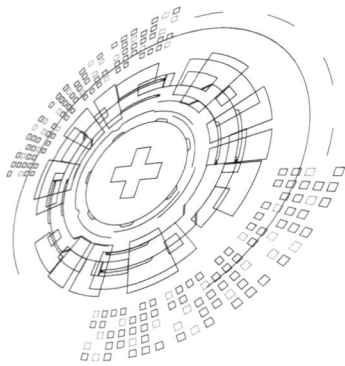

第一节 病案档案传承医学精神

制作人：张 帆 韦 智

案例思政主题：病案不仅是科学，更体现了医学的严谨性，珍贵的病案被称为中国现代医学发展的活化石。

结合章节："病案信息学"第一次理论课，病案信息学绪论

教学目标：了解病案信息管理发展历史及趋势。病案是医生知识和智慧的结晶，记录了患者疾病发生、发展、诊断和治疗的真实情况，这不仅是一份客观的病案文书，更是一本严谨的科学报告、一本体现医生临床思维的教科书，明白病案的重要性。

案例意义：病案是医院工作中非常重要的部分，是医疗记录中重要的信息资料，也是重要的法律证据。随着社会的不断发展和进步，人们开始把病历应用在临床、教学、科研、管理以及司法等工作中，病案也是职业病、交通肇事、伤残鉴定及保险理赔等的原始证据，保存好病历档案对医院发展至关重要。作为病案人和医学信息工作者，要保持珍视病案、敬畏病案之初心，以患者为中心，竭诚为医疗、教学、科研、管理服务。

教学过程实施：病案信息学课程开始的第一堂课，简要介绍本课程的形成性评价方法，主要涉及预习情况、课后作业、考勤及期末闭卷考试。病案信息是卫生信息的一个重要组成部分，在医疗实践、教学、科研以及医院管理、医疗保险、医疗纠纷和法律等方面都发挥着举足轻重的作用。针对同学们对病案信息管理工作的陌生感和好奇心，抛出有关病案管理的系列问题引导同学们思考。例如用病案库房和病案管理人员归档上架病历的照片各一张，提出问题一：这是医院的什么地方？病案管理人员在从事哪项工作？同学们纷纷踊跃回答。

再进一步介绍病案与病案信息管理的定义，引起同学们对于病案管理工作和学习课程的兴趣。问题二：病案是怎么形成的？怎样形成一份合格的、高质量的病案？给同学几分钟时间思考，听听同学们的一些回答，再给予解答，告诉他们病案是医务人员对病情的分析、诊疗过程和转归情况的记录，一份合格的病案应该包含能够支持医师诊断的内容，同时还应该能够证实医师所采取医疗行为的合理性。一份高质量的病案应当包含对病情的分析，以及当前国内外对该疾病的认识和对该疾病的检查及医疗措施等内容。与同学们一同观看《病案百年——协和病案中的红色印记》短视频，该视频讲述了1921年建院的北京协和医院历史上堪称"三宝"的专家、病案、图书馆，介绍了百年病案传承百年医学精神的历程，同学们通过观看该视频瞻仰了博闻强识的张孝骞发现我国首例肿瘤性骨软化症的经典病历，品味学生时代的林巧稚对肢端肥大症患者体格检查的详尽描述……一位位医学泰斗在协和留下的精美病历，记录了他们青年时代奋斗的足迹。让同学们明白病案中的一笔一画都凝聚着临床医生无尽的智慧与心血，承载着医护团队日夜照护的辛勤与汗水，记录着敬佑生命、大爱无疆的崇高职业精神，还有病案人日复一日的劳作与守护。

接下来介绍病案管理发展的历史、病案管理与病案信息管理的定义、病案信息的作用。问题三：病案管理和病案信息管理的联系和区别有哪些？引导学生进一步对所学知识进行总结和思考，例如有同学谈到病案信息管理是病案管理的更高阶段，是病案管理本质上的飞跃，也有提到病案信息管理是采用信息技术对病案进行高效管理，也有同学谈到病案信息管理是在病案管理基础上对病案的深度加工和利用等。同学们在课堂上表达很多自己的看法，使同学们明白掌握病案信息管理的方法，将有益于医疗、教学及对疾病发生发展系统的分析研究。并且在雨课堂开设线上班级关于病案信息管理的主题讨论区，为开放性题目，无标准答案，学生回答积极踊跃，畅所欲言，能表达自己想法的给予计入课堂成绩分值。

教学效果评价：经过约1个课时的学习，学生了解了病案是患者的医疗档案，它客观、真实、完整地记载了住院期间诊疗活动的全程医疗信息，在医疗、教学、科研等方面起到支持性作用，是医疗付费及出现纠纷时的重要法律依据，也是医院医疗和管理水平的客观体现。因此，病案在整个医疗过程中起着举足轻重的作用。病案信息学是不容小觑的一门学科，要重视病案信息管理，学好现代化管理工具，运用医学信息技术，才能有力推动病案精细化、科学化及规范化管理，服务医院科学管理。通过学习，学生产生了对课程的兴趣，充分激发学生的学习热情，对学好病案信息学课程有了信心。借助丰富生动的实例教育学生、打动学生，潜移默化地使学生对病案中承载的严谨治学、精益求精的精神充满崇敬，树立了高度负责、一丝不苟的工作态度，培养了高尚的人格修养。

案例反思：对于医院，同学们不会陌生，但是对于医院的病案信息管理，他们不会有太多了解，需要结合实际进行讲授和引导。随着医疗卫生改革的不断深化、社会信息的高速发展、医学和科技水平的不断提高、患者法律意识的增强，病案管理已成为一门专业学科，其重要性越来越被人们所认知。在这种新形势下，病案管理科学化、现代化和规范化的要求也越来越高，病案质量很大程度上反映了一个医院的人员素质和医疗技术水平。病案信息管理人员只有转变观念，不断提高自身素质，才能真正做好病案管理工作。启发学生形成内心的信念，明确生活目标和人生方向，从而引导学生形成正确的世界观、人生观和价值观。前行不忘来时路，初心不改灯火阑珊处。新一代病案人、医学信息管理人才应锲而不舍地继承前辈们的精神和理想，始终将看好病案、看重病案、看懂病案，把病案数据管理研究和转化运用作为一项神圣事业，使其服务于国家、服务于社会、服务于人民、服务于医院的高质量发展。

第二节
正确选择主要手术操作，确保医疗信息准确

制作人：张 帆 韦 智

案例思政主题： 保证 DRG 数据的准确性，从而达到医疗资源利用标准化，有效控制医疗费用的不合理增长的目的。

结合章节： 主要手术操作的选择

教学目标： 把正确选择住院病案首页主要手术操作技能与未来病案岗位实践相结合，培养学生对未来工作岗位的工作认知，作为病案编码员需要准确选择病案首页的主要手术操作编码，使诊疗信息准确反映在病案首页，使医院获得合理的医保偿付，在未来的工作岗位上为"健康中国"做出贡献。

案例意义： 疾病诊断相关分组（diagnosis related groups，DRG），是用于衡量医疗服务质量效率以及进行医保支付的一个重要工具。DRG 实质上是一种病例组合分类方案，分组数据来源于住院病案首页。住院病案首页中主要手术操作的选择，将导致医保 DRG 入组不一样、DRG 权重不一样，使医保偿付金额产生巨大差异。在 DRG 广泛应用之际，编码员必须扮演好"翻译者""质控者""建桥者"的角色，通过仔细阅读病历，纠正偏差，通过不断提高专业能力，与临床医师充分沟通，做到归类准确，降低编码错误率，以控制好病案首页数据质量尤其是疾病诊断及手术操作编码信息，确保医疗信息完整、准确，为 DRG 付费的顺利进行夯实基础。

教学过程实施： 以导言的形式，通过一份住院病案首页数据的展示，引起学生学习动机，导入"主要手术操作的选择是影响 DRG 分组的关键"主题。展示医生病案首页的主要手术操作和编码员修改的主要手术操作不一致的首页数据，给同学们介绍日常病案编码工作中常常会发生的一种情况。例如一份完全相同的病历，总费用不变，可是最后医保偿付金额却出现大额亏损和有所盈利两种截然相反的结果，这是为什么呢？提出第一个问题。给同学几分钟时间思考，听听同学们的一些回答，再给予解答，告诉他们不同的主要

手术操作会导致该份病历在医保 DRG 付费中，将纳入不同的 DRG 分组，那么 DRG 权重则不一样，从而使医保偿付金额产生巨大差异。疾病编码的正确与否，直接与医院收入相关。接着以 2024 年医疗管理热点 DRG 的概念、应用、分组过程为切入点，讲解主要手术操作选择原则，用案例——急性心肌梗死患者病案首页，有、无手术操作编码以及正确、错误的手术操作编码所产生的分组结果，说明主要手术 / 操作正确选择影响 DRG 的分组结果。接下来进一步用案例——讲解住院病案首页手术操作的填写要求、住院期间多次手术及操作的选择原则、仅有操作的选择原则。提出第二个问题：病案信息人员怎样确保提供的医疗信息的有效性和准确性？引导学生进一步思考，例如有同学提到加强学习，提高病案编码能力，也有谈到理解临床诊疗过程、数据源头采集准确，也有谈到认真细致、加强数据质控等，同学们充分表达自己的看法。希望同学们能掌握正确选择病案首页主要手术操作的技能，保证病案编码质量，推动医疗数据规范化，推动医院精细化管理。

教学效果评价：经过约 1 个课时的学习，使学生了解 DRG 分组的原理，明白主要手术操作编码是影响 DRG 入组的关键字段，起决定性作用，使学生掌握主要手术操作的选择原则，结合实际，准确地应用选择原则进行手术操作编码。病案信息编码员作为出院病案首页的最后把关者，同时也是完整病案首页数据内涵质量的填报者和核对者，应不断提高编码水平，尤其是掌握影响 DRG 入组的关键字段，保证入组准确性。这既强调技能的传授，又注重学生对病案信息编码准确性、重要性的理解，需要通过阅读病历准确判断医生的诊断是否填写得当，树立责任意识和与临床医师通力协作的合作意识。为今后的实践操作奠定了基础，在实操课中，更好地结合实际病历并根据选择原则，准确完成主要操作的选择并进行编码。

案例反思：DRG 是目前国际公认的集支付方式改革、绩效考核、医院评价于一体的特殊管理工具。医保结算清单是医保费用结算的重要数据来源，其中疾病诊断和手术编码是 DRG 分组的核心关键。医生书写不规范，若病案信息编码员未仔细认真阅读病历，未根据选择原则进行修正，就会造成分组异常和医疗信息错误。DRG 应用是一个环环相扣的系统工程，任何一个环节的遗漏和错误，都会或多或少影响医院绩效评估结果和医保支付。通过讲授，帮助学生有效构建新知识，掌握基础知识及编码技能，认同病案信息编码员在医疗信息产出中的角色和帮助医院获得合理医疗服务补偿的重要作用，深入培养和熏陶情感价值，使知识得以升华，同时培养学生的自信心、责任心，树立用心做事、认真学习的意识。

第三节
使用统计学方法拯救了数百万人的生命和改变医学
——伟大的南丁格尔精神

制作人：张　帆　韦　智

案例思政主题："甘于奉献、不畏艰苦、严谨求实、敢于创新"的南丁格尔精神。

结合章节：病案信息统计

教学目标：理解南丁格尔的职业精神，在掌握病案信息统计工作步骤、病案信息统计指标、病案信息统计分类的基础上，培养学生科学精神，提升科研素养，同时培养缜密的科学习惯，形成勇于质疑、迎难而上的优秀品格。

案例意义：弗洛伦斯·南丁格尔率领团队突破重重困难，她在逆境中开拓进取、坚韧不拔，取得了胜利和成功；她用自己的善良和卓越智慧拯救了数百万人的生命，为统计学做出了自己独特的贡献；她不屈不挠的坚韧和严格的记录帮助开创了预防医学领域，并给后代留下了宝贵的精神和科学财富，是推动现代统计事业建设和医学发展的精神支柱，是新时代学生践行社会主义核心价值观的精神引领。

教学过程实施：病案信息统计是病案信息利用分析技能的课程，是学生学完病案信息基础、国际疾病和手术分类后的第一堂课。针对同学们对病案信息如何与统计结合的疑问，抛出有关统计与我们的关系的问题引导同学们思考。提出问题：统计与我们的生活有什么关系？病案信息统计与我们有什么关系？学生分别谈了自己的认识。用埃博拉病毒病、登革热发病分布图作为导引，告诉他们病案信息统计与人类的健康息息相关。病案信息统计是人类健康和疾病信息的来源，全世界、全国和各地区的疾病谱和传染病发病情况来源于病案信息统计，为疾病防治、疫情防控提供科学依据。

接下来分别讲解病案信息统计的概念、发展历史、基本内容和工作步骤。接着展示"新型冠状病毒感染疫情"玫瑰图，引起学生学习兴趣。例如：新型冠状病毒感染疫情在全球肆虐，各国纷纷采取行动抗击疫情时，我们经常看到相关部门用"玫瑰图"体现各国死亡率和治愈率情况。提出问题：同学们知道"玫瑰图"是谁首创的吗？同学们踊跃回答。对，是弗洛伦斯•南丁格尔，她是护理事业的创始人和现代护理教育的奠基人，但也许大家不知道，她也是最早的女性统计学家之一，在统计数据的图形显示方法上，她是真正的先驱。

分享南丁格尔统计分析的故事：在克里米亚战争中，她收集并分析了医疗数据，并在一项广泛的研究中以图形方式呈现出来，她发明了玫瑰图，就是极坐标图结合饼图的形式，相当于现代的圆形直方图，用以表现战地医院伤患因各种原因死亡的人数，每块扇形代表着各个月份中的死亡人数，面积越大代表死亡人数越多。数据分析清楚地表明缺乏卫生设施是战时死亡的主要原因，由于南丁格尔的努力，政府进行了卫生政策改革，改善卫生、洗手设施，仅仅半年左右的时间伤病员的死亡率就从 42% 下降到 2.2%，挽救了无数英国士兵的生命。玫瑰图是南丁格尔首创的一种数据表现手法，她也因此成为被《统计图形的黄金时代》致敬的统计图形开创者之一。时至今日，玫瑰图仍然是了解医疗卫生干预措施效果的最有效方法之一。她还制定了医疗统计标准模式，为医疗和公共卫生事业做出了突出贡献。她还与流行病学和统计学的先驱威廉•法尔一同合作，这种合作关系促使她参与了 1860 年的国际数据大会。南丁格尔在大会上倡导用一个对疾病和手术进行统一分类的模式来系统地收集医院的数据，这也是后世所使用的《国际疾病分类》（ICD）代码的雏形。在护理工作中她也是收集护理数据、将信息和统计数据进行可视化的先驱。

在教学过程中还要引导同学们向南丁格尔开拓创新、坚韧不拔的精神致敬，教导同学们认识到在收集整理统计资料过程中必须坚持实事求是的科学精神，具备严谨的科学态度，养成良好的科研态度和素养；让学生懂得尊重数据，敬畏数据，科学分析数据，树立起高度负责的职业观和正确的科研价值观，勇于探索、脚踏实地，将个人理想融入"健康中国"建设中。

教学效果评价： 经过约 1 个课时的学习，使学生了解了病案信息统计的发展史，引导学生认识病案信息统计在医学工作和科研中的重要应用价值、树立正确的专业思想，帮助学生端正学习态度、培养严谨求实的作风和迎难而上的精神，引领学生领会科学地认识世界的方法，培养学生科学思维、世界观、方法论；同时激发学生学习兴趣，使学生热爱科学事业，热爱病案信息统计学，树立学习信心和培养积极的学习态度。

案例反思： 医学统计学是一门古老的学科，现在的教材囿于篇幅没有对学科的发展做细致的介绍，这使学生在学习医学统计学时产生了诸如"为何要学习统计学""医学统计学有什么用"的疑惑。通过案例介绍统计学、分享南丁格尔医学统计分析的故事，有助于激发学生的学习兴趣，特别是明确了病案信息统计的定位，点拨学生明白病案信息统计是揭示研究对象的本质和规律，做出科学结论，提出建议及进行预测的科学方法；引导学生形成自己的独立判断，形成思维能力，提升思维品质，增强统计思维培养意识，有利于提升病案信息统计学在学生心中的地位，形成对于本课程较强的认同感，从而激发学生的学习热情，建立学习病案信息统计学自信、自强的心态。

第四节
科技信息引领高质量发展——电子病案管理

制作人：郭雨西

案例思政主题： 目前，在以各类数字化诊疗技术为代表的现代诊疗手段、以信息网络化共享为代表的信息技术、以循证医学为代表的医疗模式的新形势下，电子病案已经成为一项改进医疗服务水平、提高医疗质量、推动医疗卫生体制改革的支撑技术。

结合章节： 电子病案管理

教学目标： 了解我国电子病案的发展趋势、发展意义、世界地位，国家对电子病案发展的政策内容；提高学生对医院传统医疗流程辩证思考与分析能力，对电子病历前沿发展与应用的专业学习能力与创新思维能力；培养学生民族自豪感、爱国主义情怀，让学生感受到知识推进人类文明进步，树立正确的科研思维，弘扬科学精神、培养"四个自信"。因此，这门课教学目标设计为知识、能力、素养三个层面，实现了在课程顶层设计上从注重知识到知识、能力、素养互融。

案例意义：电子病案作为医院信息化的核心，既是医疗活动的原始记录，也是医院信息化管理的基础数据源，为医疗、教学、科研、医院管理提供服务，实施电子病案，建立和完善以电子病案为核心的医院信息系统，是实现现代化医院管理目标的重要措施。构建以患者为中心的医疗卫生服务模式，对促进医疗服务均等化，推动医疗服务管理项目科学化、规范化、专业化、精细化和信息化的发展，确保医疗质量和医疗安全，完善医院管理具有重要意义和深远影响。电子病案的持续应用和发展将推动医学科学发展。我国病例信息资源的有序积累，形成支撑我国生物医药科学发展的战略资源，为疾病机理研究、疾病诊断研究、疾病治疗技术改进、疾病管理、新药创制提供高效的技术平台，也将促进研究成果转化，提高医学研究产出效率，让医学科技更好地服务于人们的健康需求。

教学过程实施：在之前的学习中同学们已经掌握了传统纸质病案管理医疗信息的方式。针对电子病案想必同学们充满了陌生和好奇，在此抛出有关电子病案的系列问题引导同学们思考。提出问题："同学们去医院看病时觉得有哪些不够便利的地方？"同学们纷纷踊跃回答，引导学生指出存在"医生字如天书，不知所云""病历本、病历卡经常忘记带，不断重复买本、买卡，不知不觉攒下一大沓""相同的疾病到其他医院就诊需要重复检查"等问题。针对同学们提出的意见和建议，与同学们一同观看《全国统一的电子病历要来了！》2分钟短视频，引起同学们对电子病案课程学习的兴趣。视频讲述了2022年2月17日，国家卫生健康委就《对十三届全国人大四次会议第10294号建议的答复》称，正在研究建立全国统一的电子健康档案、电子病历，以及药品器械、公共卫生、医疗服务、医保等信息标准体系。这就意味着电子病历一旦实现全国统一，将给医患双方都带来巨大便捷。患者看病，以前手里拿的是病历本、化验单、CT胶片等，以后是就诊卡。全国统一电子病历后，患者连卡都不必携带，到全国任何城市的医院都能查阅到电子病历，人人都可以看懂病历。能减少不必要的重复检查和不合理用药，控制医疗费用，减轻患者的经济负担，对于患者的就诊体验有很大提升。过去，医生实施远程会诊、异地诊疗等，查找病历、了解病史很麻烦，诊疗质量也受到影响，将来只需查阅电子病历，一切尽在掌握中。而对于医师来说，患者来医院就诊时只需要签一份病历共享知情同意书，医生就可以调阅患者既往一段时间在其他医院的检验检查结果、主要诊断、用药、手术情况等信息，这样既不用患者带着纸质资料来回跑，又避免了患者说不清病史所带来的风险。惠民政策，舒心就医！

为同学们讲解：近年来，随着我国医疗信息化行业的发展，中国电子病历建设取得长足进步，正从初级智能化向中高级智能化迈进，与美、日、英等先进水平国家的差距越来越小，位居全球前列。电子病历建设处于高景气度的时期，医院电子病历应用水平达到新高度。作为国民，我们可以真切感受到从一本病历，到就诊卡，再到二维码，再到无码的转变。国家在政策上大力支持电子病历发展，不断出台电子病历规范类和支持性文件，推动医院的电子病历系统建设，新兴技术应用、临床专科系统、互联网医疗、新药研发等因素也在促使医疗信息化和电子病历持续升级。我国电子病历的更新换代体现了社会主义国家集中力量办大事的优势，增强学生对中国特色社会主义的"制度自信""道路自信""理论自信"，培养学生的"文化自信"。春风化雨、润物无声地影响学生、教育学生，从而提高学生的爱国情怀、增加学生的民族自信心和自豪感，贯彻"价值塑造、能力培养、知识传授"三位一体的教学育人理念。同时，科技兴国，科技信息引领高质量发展，同创病案学科命运共同体。让学生感受到作为新时代青年、作为医学信息技术与信息管理专业的学子，肩上承担着建设电子病案的任务。这是时代赋予的重大使命，既是挑战，亦是机遇。要抓住机遇，就要汲取课本中、生活中蕴藏的知识，努力学习，树立正确的科研思维、掌握先进的科学知识，推进人类文明进步，使我国电子病案技术屹立于世界之林，使我们的祖国更加繁荣富强！

接下来提出第二个问题：我国电子病案是怎样实现便民服务的？从而一步步引导学生回答问题、主动提问，做到层次性、逻辑性、启发性。提问后就问题讲解电子病案的建立、质量监控、使用管理、临床数据库。

最后，课后可以组织一个小游戏——小型辩论赛。将学生分成 2 个小组，一组同学扮演纸质病历，另一组同学扮演电子病历。老师为院方，两组同学向院方介绍自己。

教学效果评价： 经过约 1 个课时的学习，学生通过观看视频及教师讲解，了解了我国电子病案的发展内容、发展意义、发展趋势。学生要深耕病案信息学基础知识，运用电子信息技术，才能有效地建立和完善以电子病案为核心的医院信息系统。通过学习，学生对课程产生了浓厚的学习兴趣，激发了学生奋发学习与参与课堂发言的热情。培养了学生对科学研究的兴趣及探究欲望，实现培养崇尚科学、具有创新精神的高素质人才的目的。同时，提升学生的民族自豪感、家国人文情怀，扩展了认识问题的视野，塑造其正确价值观。将知识传授与价值引领有机融合，"随风潜入夜，润物细无声"地实现课程对学生思想的教育作用，进而有效提升学生的综合素养，较好地实现课程思政的教学目标。多媒体课件不断适时更新，持续补充新形势、新观点、新材料，丰富充实教学内容。

案例反思： 病案信息学中的思政教学需要春风化雨、潜移默化，而不是简单说教。一定要注重学生特点，让学生角色代入，增加体验感。结合新时代青年学子特点、时代特征、课程专业知识与理论前沿，将新观点、新思维与新方法不断引入，引导学生从不同角度进行思考，适时采取多学科交叉形式教学，比如此案例将病案信息学与信息技术相结合，提倡学生结合专业特点与其他课程交叉学习，相互借鉴，并鼓励学生多质疑多思考。同时使同学们树立正确的世界观、人生观、价值观，切实坚持"道路自信"，拥有"文化自信"，成为有担当、有责任的新时代中国特色社会主义接班人。

第五节　中国现代妇产科泰斗林巧稚手写病历质量——展大师风范

制作人：周　玲

案例思政主题： 病案作为医疗记录的载体，不仅反映了医疗质量和医院管理质量，也是学科建设水平和疾病诊疗水平的全面体现，更是展示医师严谨的医学态度和其高尚医德、医风的载体。

结合章节：病案质量管理

教学目标：了解病案质量管理的概念和病案书写质量控制的方法和标准，病案质量包括两个方面——病案管理质量和病案书写质量，病案书写质量是对医师所写的病案内容记录及报告的及时性、完整性、准确性以及治疗合理性的要求，反映了医疗水平和医院管理水平。

案例意义：病案质量控制以医疗质量和医疗安全为核心，从依法执业、规范医疗行为入手，严格落实医疗核心制度。病案书写质量反映医院的医疗质量与管理质量，是医院的重点管理工作。从源头上，要让临床医务人员认识到病案书写质量的重要性，知道规范书写病历是病案质量的关键保证，是提高病案质量的重中之重，从而确保病历书写的规范性和严谨性，提高病案质量，保证医疗质量和安全。

教学过程实施：病案质量管理是医院质量管理的重要环节，是医疗质量管理的基础，病案的真实性、准确性、科学性、逻辑性构成一份完整的价值极高的医学资料，同时也是临床、教学、科研的宝贵资料，更是医院管理的重要信息来源，是提高医疗质量、服务质量，保障医疗安全的基础。针对同学们"一份合格和规范的病历是怎么样的"的疑问，提出问题，引导同学们思考。首先用在北京协和医院举办的建院 100 周年院庆活动中，引起广泛关注的林巧稚手书的工整的病历照片，提出问题一：这是什么？同学们纷纷回答这是一份病历。同时提问问题二：我们从这个病历中可以发现它有什么特点？倾听同学们的回答，并给出解答：这份病历总共 5 页，一半中文，一半英文，两相对照，一目了然，书写端正工整，一丝不苟。整份病历看下来，内容紧凑凝练，简明扼要，句句都是重点。患者知情同意书上面写着："因有应刀割医治之症，本人与亲族情愿按照医院施行手术，倘有意外生命危险以致死亡等情况发生，届时与贵院并施手术医士无干，所具是实。"后面签署着患者本人名字，由此可见，这是一份完整、规范和严谨的病历，而这样的手写病历一做就是几十年，数量上已无从考证，工整的字迹折射出林巧稚做人做事的认真态度。时至今日，这种极致严谨的态度仍然能透过字里行间、跨越岁月阻隔，给予今天的我们直抵人心的力量和启迪。延伸到介绍我们的病历书写要求：客观、真实、准确、及时、完整、规范，给同学们输入知识点的同时，帮助同学形成深刻的理性认同感。

然后与同学们一同观看《致敬医师节　林巧稚：我是一辈子的值班医生》的短视频，视频讲述了林巧稚是中国现代妇产科学的主要开拓者和奠基人，是北京协和医院第一位中国籍妇产科主任和首届中国科学院唯一的女学部委员（院士），作为一名世界著名的妇产科专家，林巧稚在"胎儿宫内呼吸""新生儿溶血""妇科肿瘤"等方面做出了卓著的研究成果，毕生践行"不为良相，当为良医"的精神内核。作为一名医者大家，她不光在工作中写出不计其数的工整病历，更是在一笔一画中写出了自己的人生态度。林巧稚以其精湛的医术、高尚的医德、真挚的感情，赢得了人民的尊敬和爱戴，被称为"万婴之母"。从中引导学生们深刻感悟做人做事的道理，加深对理论内涵和实践"温度"的理解。

接着介绍病案质量管理的概述、病案质量管理的组织、病历书写质量控制与评估标准。并引出问题三：病历的质控可否由计算机自动完成？引导学生进一步思考，例如同学谈到，电子病历质控系统可对病历书写的时效性和逻辑性进行监控，比较智能，但是病历内涵方面仍需要病历质控人员自行判定。

再介绍北京协和医院在病历质控中的成功管理经验，通过介绍北京协和医院构建了以病历内涵质控为核心、三级质控为架构、院科互动的全程病历质量管理体系，通过组建病历内涵质控专家组、制定病历内涵质量检查标准、建立科主任自查和质控专家组督查的模式、科室质控小组运用 PDCA 进行病历质控、建立检查与结果反馈机制、运用信息技术对病历实时监控、加强培训举办病历展等多种方式方法，再次帮同学们回顾了病案质量管理的负责人是院领导、医务科、病案科、临床科室医师，回顾了病历质量管理流程、病案质量控制的方法以及建立病案质量评价标准对病历质量进行有效评价的重要性。

教学效果评价： 经过约 1 个课时的学习，学生了解了病案质量管理大概的流程和方法，理解了病案质量管理的重要性，懂得了病案质量管理是医院医疗和管理质量的基础，是医疗质量和医疗安全的保证，是医院高质量发展的奠基石。通过林巧稚案例的视频和其书写严谨规范的病历的展示，也告诉同学们无论是生活上，还是在今后从事病案管理上，都要不忘初心，学习医者大家严谨求精、无私奉献的精神，把握正确的方向，坚定理想信念，树立正确的人生观、价值观。同时通过介绍北京协和医院病历内涵质控成功的实践案例，展现了病案质量控制的多种方式和方法，更有利于同学们真正理解病案质量管理的定义和加深对病历书写质量控制方法的印象。通过理论结合实践的方法，理清思路，达到有效教学的目的，同时展现了北京协和医院专家们对病案质量既专业又严谨的管理模式，展示了百年协和的病案芳华故事，激起了同学们对病案管理信息学的兴趣，提高了学生们对这门课程学习的积极性。

案例反思： 由于同学们为非临床专业学生，临床医学课程相对较少，对于《病历书写基本规范》的了解更是少之又少，而病历质量管理中的评价标准更是在《病历书写基本规范》的基础上制定的，对于未接触过临床工作和未真正接触过病历书写的在校同学来说，理解病历质量管理评价标准等有一定的困难，所以需要结合病案质量管理的实践模式进行引导和授课。习近平总书记在看望参加政协会议的医药卫生界、教育界委员时指出：要把保障人民健康放在优先发展的战略位置，坚持基本医疗卫生事业的公益性，聚焦影响人民健康的重大疾病和主要问题，加快实施健康中国行动，织牢国家公共卫生防护网，推动公立医院高质量发展，为人民提供全方位全周期健康服务。所以，在加快实施健康中国行动和医疗体制不断深化改革的今天，全国各省市相继开展医保 DRG 付费支付方式的改革，对医院的高质量发展提出了新的挑战和机遇，而围绕医院的高质量发展，始终离不开医院医疗质量的重要生命线——病历质量管理，病历质量管理的提升应成为每个医疗机构科室科学管理的方向和目标。作为一名未来的病案管理人员，更应该认识到病案质量管理的重要性，践行全面质量管理理念，树立和落实科学发展观，应用先进的管理理念和管理方法，建立病案质量管理体系，为医院的精细化管理、可持续的高质量发展做出贡献，不断提高医疗质量和服务质量。同时，在教学的实施过程中，引导同学们学习先辈们严谨治学、认真负责的工作态度，并内化于心，强化学习动力，不断学习新的知识，开拓创新，引导同学们在病历质量管理的道路上踔厉奋发、笃行不怠，为人民健康做出贡献。

第六节　法护病案，语证如鉴

制作人：岑艳灵

案例思政主题：守法更要懂法，加强病案管理，使病案成为法庭上会说话的证据。

结合章节：病案管理与法律法规

教学目标：了解病案管理工作内容，能够列举病案相关法律法规，学会运用所学知识分析常见医疗纠纷案例，总结经验、教训，提出自己对防范医疗纠纷事件发生的见解，旨在增强学生法律意识，养成严谨、创新的治学思维，培养团结协作精神及正确处理人际关系的能力。

案例意义：《全国医院工作条例》规定：病历是医疗、教学和科研的重要资料，也是法律依据。熟悉病案管理的法律法规，增强防范医疗纠纷的法律意识，自觉维护病案的真实性、完整性、科学性，使病案在法庭上能够成为会说话的证据。作为病案人和医学信息工作者，我们要立足于岗位实际，扮演好"病历复印者""病历质控者""编码翻译者""信息检索者"的角色，做到温馨服务患者，并加强与临床医师的沟通，稳步提升病历书写质量，持续改进医疗质量，为医院高质量发展保驾护航。

教学过程实施：通过对病案信息学前面课程的学习，相信同学们对我们这门课程已经有了一定的认识和理解。今天是我们理论课的最后一堂课，内容是病案管理和法律法规。通过简述一个具体的医疗纠纷案例来作为课程内容的导入。

随着医患纠纷的不断升级，医疗诉讼数量也逐年增加。通过这个鲜活的案例分析，激发学生对课程内容的兴趣，展示了病历在诉讼过程中的"至尊"地位，"打医疗官司就是打病历"。当出现医患纠纷，病历就可能不再是医学资料，而是成了"证据"。接下来，向同学们提出有关病案管理与法律法规的系列问题。把同学分成 6 个小组，以小组为单位回答问题，得分计入课程综合得分，引导学生主动学习、思考分析，培养学生团体合作与竞争意识。

以问卷星的形式做两道选择题和两道判断题，限时 8 分钟，可以查阅书本、网上获取资料、组内讨论，最后取组员平均分计入最后得分。选择题第 1 题：下列哪些属于病案法律法规（多选题）？（选项：A.《中华人民共和国民法典》B.《中华人民共和国医师法》（《执业医师法》）C.《中华人民共和国档案法》D.《医疗纠纷预防和处理条例》E.《医疗事故处理条例》F.《医疗机构病历管理规定》G.《病历书写基本规范》。上述选项均正确）。选择题第 2 题：门急诊和住院病案可以保存的年限？（答案：不少于 15 年，不少于 30 年）。判断题第 1 题：患者有权复印病历的全部资料（正确）。判断题第 2 题：小明帮已经出院的舅舅至病案室复印病历资料，办理商业保险报销，携带双方身份证原件即可办理（错误，非直系亲属还需要带上患者的委托书）。同学们积极作答，团结协作，线上答题结束后及时给学生进行详细的讲解，将案例分析及答题融入到课程的内容学习中去，理论联系实际，让学生对病案法律法规与病案管理有基本的认识。同时在雨课堂开设线上班级关于"医务人员应该怎么防范医疗纠纷发生"的主题讨论区，为开放性题目，无标准答案，学生回答积极踊跃，畅所欲言，能表达自己想法的给予计入课堂成绩。

最后，与同学们一起观看《"宝病历"怎么写？协和用百年写好一本病历》的短视频，大概 3 分钟，视频讲述协和"三宝"，分别是专家、病案、图书馆。北京协和医院自 1921 年建院以来，共保存了近 300 万册患者的病案。这些病案除了详细记录患者的情况外，同时还记录着老协和人对年轻大夫们的言传身教。在协和医院，训练医生是从书写病案开始的，它不仅是医学院学生临床入门的基本功，也是医院对医生的考核依据。病案学家马家润提到"能写好病案的，就一定可以成为一个很好的临床医生。每一位医学大师，一定是写好病案的高手"。有统计表明，从"协和"发表出来的临床研究论文，80% 以上都是在病案研究的基础上完成的。此外，病案还对保护患者和医院的合法权益，起到重要作用。通过视频的观看学习，让同学们认识到每一份病历都是临床思维和智慧的凝聚，记录着医师的不懈努力和成长历程。医务人员有义务根据相关法律法规建立、书写、保管病历资料。守法更要懂法，增强防范医疗纠纷的法律意识，自觉维护病案的真实性、完整性、科学性，使病案在法庭上能够成为会说话的证据。同时，作为病案工作人员，需要加强对病案形成的过程管理以及质量监控，确保医疗质量与医疗安全。

教学效果评价： 经过约 1 个课时的学习，学生了解了病案作为完整记录疾病发生、发展和转诊以及整个诊疗活动的医疗记录，具备真实性、科学性和相关性的证据属性，是医疗付费及出现纠纷时的重要法律依据，也是医院医疗和管理水平的客观体现。规范病历书写，既是对患者的负责，亦是对医务人员自身的保护。运用实际案例教学，依据案例提出问题，通过学生们的讨论发言，指导教师的启发引导，师生互动，加深了学生对所学知识的理解，提高了学生主动学习的积极性，培养了学生严谨治学、开拓创新的思维能力，提高了教学质量，并有助于提高学生的综合素质。

案例反思： 随着医学科学的发展与进步，信息量剧增，知识更新周期缩短，任何人都不可能在学校学会今后在工作、生活中所需要的全部知识和技能。因此培养学生的学习能力和终身学习意识，是当今教育工作者特别是高等教育工作者承担的一项重要任务和职责。实施病案管理与法律法规的案例教学法，结合多种教学手段，让学生通过查阅资料和思考，整理出自己的思路和答案，充分认识到病案是会说话的"证人"。这是一个主动获取知识的过程。此外，通过精心设计的互动讨论和以学生为中心的集体活动，强化学生的主体性。学生在一起交流讨论，可以锻炼倾听的技巧和与人沟通合作的能力，进而培养团结协作精神及正确处理人际关系的能力。同时，当学生的回答得到教师的肯定及同学的认可时，可以帮助学生树立自信心，增强参与竞争的意识，为今后走向社会、进入职场奠定基础。

第七节　病案首页质量提高，推动医疗数据规范

制作人：韦　智

案例思政主题： 病案人必须扮演好病案首页的"翻译者""质控者""建桥者"角色。

结合章节： 住院病案首页

教学目标： 让同学们明白住院病案首页的重要性，把正确填写病案首页、质控病案首页各项数据与未来病案岗位实践相结合，培养学生对未来工作岗

位的工作认知，使诊疗信息准确反映在病案首页，为各项医改工作提供高质量的数据支撑。

案例意义：病案首页是医院进行住院病案登记、疾病分类、审查等工作的主要依据，我国要求各级医院在住院病案首页记录患者的基本情况、住院医疗及诊断情况、住院医疗经费情况等信息。提高病案首页质量是一项重要内容，对正确统计医院及地区疾病谱、支撑 DRG 分组、评价医疗质量安全水平和技术能力等工作具有非常重要的基础性支撑作用。

教学过程实施：针对同学们对于住院病案首页的陌生和好奇，抛出有关住院病案首页的系列问题引导同学们思考。例如用病案首页的一张照片，提出问题一：这是属于病案中的什么内容？同学们纷纷踊跃回答，再进一步介绍住院病案首页的定义、格式与填写，引起同学们对于住院病案首页的填报、质控、编码等工作和学习课程的兴趣。问题二：住院病案首页的用途、意义是什么？给同学们几分钟时间思考，听听同学们的回答，再给予解答，告诉他们住院病案首页是整册病案中最重要内容的浓缩，它不但是医保、医疗、医院统计、临床研究及国家卫生统计信息的主要数据来源，还为医院管理和决策提供重要依据。向同学们展示公立医院改革以来，国务院办公厅发布的关于三级公立医院绩效考核工作的系列文件，在三级公立医院绩效考核工作中，国家 26 个监测指标中能从病案首页数据中提取的指标就有 7 个。规范填写病案首页，保障病案首页的完整性、准确性，提高病案首页数据质量，提升医院管理效能，有利于医院在全国三级公立医院绩效考核中取得高分。再向同学们展示国家卫生健康委 2021 年发布的《国家医疗质量安全改进目标》之一——"提高病案首页主要诊断编码正确率"，以及 2022 年提出的《各专业质控工作改进目标》中的首要项目，就是针对病案管理专业，明确提出要"提高病案首页主要诊断编码正确率"，在连续两年改进目标的各项标准下，病案科的重要性和地位得到进一步提高，这对病案人的专业素质也提出了更高的要求；要求越高，责任就越大，也就更需要高水平的业务能力来支撑。准确、真实、规范的编码是合理医疗行为的体现，同时也对医院实现精细化、规范化管理至关重要。随着政策的不断深入，病案信息、病案科乃至每一位病案人，都将成为医改道路上最重要的参与者、见证人。

教学效果评价：经过约 1 个课时的学习，学生了解了住院病案首页是医务人员使用文字、符号、代码、数字等方式，将患者住院期间相关信息精练汇总在特定表格中，形成的病例数据摘要；病案首页是整份病历的精华，病案首页数据是医院管理的基础，通过分析病案首页的数据，可以了解医院的诊疗技术水平。目前，病案首页数据不仅用于卫生统计分析，对DRG、医院等级评审、医院病种分析、医院绩效考核等也有重要作用。因此，住院病案首页在整个医疗过程中起着举足轻重的作用，要重视病案首页管理，学会解读各项政策，学习、掌握各类编码规则，提高专业技能，提升医疗质量安全管理科学化和精细化水平。借助时事热点教育学生、打动学生，使学生产生对课程的兴趣，充分激发学生的学习热情，对学好病案信息学课程产生信心，在未来的工作岗位上为"健康中国"做出贡献。

案例反思：学生通过新闻或网络应该对国家深入医疗改革时代的医院管理政策有所了解，但是对于医疗信息化时代的现代医院管理要求和模式了解不多。住院病案首页遵循"可及性、科学性、客观性、便捷性"的原则，更侧重于提高医疗机构科学化、规范化、精细化、信息化管理水平，加强医疗质量管理与控制工作，完善病案管理，为付费方式改革提供技术基础。病案编码、质控、填报是一项较为繁杂又没有名利的幕后工作，但它不仅可以促进医院医疗安全质量和服务水平的提高，还能直接影响医院的绩效评价和医保DRG支付的收支平衡。希望同学们能了解病案首页编码、质控、填报工作的重要性，学好相关技能，指导临床医师准确地书写病历，准确反映医疗情况，不断提高病案首页的准确性。

第八节　正确认识国际疾病分类编码工作重要性，准确进行疾病分类

制作人：王亚扎

案例思政主题：正确认识国际疾病分类编码工作的重要性及疾病分类编码工作人员的价值意义，激发学生学习兴趣，热爱事业，树立学习信心和积极的学习态度，准确地进行疾病分类，保证病案首页疾病分类数据的准确性，

提高医疗服务效率，优化医疗费用结构，同时使国家医疗卫生健康信息数据采集准确，精准分析中国健康状况、特点，合理分配医疗资源，进行有效疾病预防和救治。

结合章节： 疾病分类

教学目标： 结合《2020年中国健康大数据报告》、纪录片《病案人的故事》，让学生认识到国际疾病分类编码工作的重要性及疾病分类编码工作人员的价值；疾病分类编码为国家健康大数据提供支持，在中国健康数据分析、医疗费用支付、临床流行病学研究、医教研病案信息检索、评价医院医疗质量、医学数据统计分析、临床路径病案质量控制等方面具有重要作用；病案编码员需要准确进行疾病分类编码，使患者诊疗信息得到准确反映，使国家医疗卫生健康信息数据采集准确，提高医疗服务效率，优化医疗费用结构；学生认识到在未来的工作岗位上能为"健康中国"做出贡献，在平凡的岗位上实现人生价值、社会价值，增强学习疾病分类的动力和热情。

案例意义： 纪录片《病案人的故事》是2019年全国多家医院合作拍摄的献给医疗幕后默默为病案数据、健康中国做贡献的病案人的纪录片。视频镜头转到病案室，讲述了病案编码人员平凡的一天：病案工作人员穿上白大褂，坐在电脑屏幕前，翻开ICD-10工具书，他们不会迈进手术室，拿手术刀与死神搏斗；他们是医疗幕后默默无闻的编码人员，每天与数不尽的病历打交道；他们的工作不会因病患康复而终止，而是为每一个病程赋予更重要的意义。在大数据时代，病案已经不仅仅是单纯的记录与编码，而是进一步深化医疗制度改革的基石，他们学习、思考、进步，一切都是为了确保病案数据的准确性。他们深入解读数据，为提高医疗服务效率，优化医疗费用结构不懈地努力；他们不是救死扶伤的白衣天使，而是数字医疗的编码战士。从纪录片中学生可以认识到病案编码工作在提高医疗服务效率、优化医疗费用结构中的重要性，病案编码人员在平凡工作岗位上，实现自己的人生价值，让学生对未来工作环境、价值有认知，熏陶情感价值，使知识得以升华，同时培养学生的自信心。

《2020年中国健康大数据报告》对全国人民健康状况进行分析总结，是一份具有重要参考价值的报告，其数据显示：中国人寿命的三大杀手是心脑血管疾病、癌症、帕金森病，20%中国人患慢性病，中年死亡原因中22%是心脑血管疾病；全国发病率前五位的癌症是肺癌、胃癌、肠癌、肝癌、乳腺癌，报告还针对疾病防治提出有效建议，警示全国人民不要谈癌色变，要注意转变生活方式，有针对性地检测，早发现、早诊断、早治疗。

教学过程实施：疾病分类是对病案首页患者疾病诊断加工的过程，如果说病案科室是医疗机构的信息宝库，那么疾病分类和手术操作分类就是打开宝库大门的钥匙。本节课同学们要学习的是这把钥匙的关键部分——疾病分类。针对同学们对疾病分类编码工作的陌生和好奇，与同学们一同观看纪录片《病案人的故事》，引导同学们思考。观看完视频，提出问题一：视频中坐在电脑屏幕前的病案工作人员在做什么工作？同学们纷纷踊跃回答，再进一步介绍疾病分类、国际疾病分类的概念和内容，引起同学们对疾病分类编码学习课程的兴趣。问题二：视频中疾病分类编码工作人员桌面上翻开的正在查阅的是什么书、有什么作用？同学们积极踊跃回答后，给予解答。视频中疾病分类编码工作人员正在查阅《疾病和有关健康问题国际统计分类》，简称ICD-10，它是目前国际上通用的疾病分类方法，分类轴心是病因、部位、临床表现、病理，是病案编码员进行疾病分类的重要依据。问题三：从视频中看出疾病编码人员发挥着哪些价值意义？引导学生进一步对未来职业价值的思考，让同学们充分表达自己的想法。使同学们明白疾病分类编码员是进一步深化医疗制度改革的基石，病案编码人员在平凡工作岗位上，实现自己的人生价值，增强学生对未来工作环境、职业价值的认知。

课件上展示《2020年中国健康大数据报告》相关数据，并提问：报告中显示影响中国人寿命的三大杀手是心脑血管疾病、癌症、帕金森病，全国发病率前五位的癌症是肺癌、胃癌、肠癌、肝癌、乳腺癌，同学们知道这些数据是国家从哪里取数分析，并服务于全国人民的吗？听听同学们的看法后讲解，《2020年中国健康大数据报告》大部分数据来源于住院病案首页疾病分类，通过疾病诊断统计分析中国健康状况。住院病案首页中疾病分类编码的准确与否，将直接影响到国家对疾病的统计、健康数据的分析，进一步影响到国家对医疗卫生资源配置的决策。同时通过拓展知识，疾病分类编码同时影响到临床流行病学的研究、医教研病案信息检索、评价医院医疗质量、医学数据统计分析、临床路径病案质量控制等，使同学们认识到疾病分类工作的重要性。在医疗大数据应用时代，疾病分类编码员要具备严谨、敬业、求真、务实、科学的态度与精神，准确地进行疾病分类编码，使患者诊疗信息得到准确反映，还要通过不断提高专业能力、积极地与临床医师沟通，降低疾病编码错误率，提高病案首页数据质量，确保医疗信息完整、准确，为国家医疗卫生数据分析提供准确的数据支撑。学生在教学过程中能表达自己想法的给予计入课堂成绩分值。紧接着讲解疾病分类的任务、意义、发展史，进入国际疾病分类基础知识和各章内容的学习。

教学效果评价： 经过约 1 个课时的学习，学生了解到疾病分类的内容，认识到国际疾病分类编码工作的重要性及疾病分类编码工作人员的价值意义，明白疾病分类编码员是进一步深化医疗制度改革的基石，是数据医疗的编码战士。同学们认识到住院病案首页中疾病分类编码的准确与否，将直接影响到国家对疾病的统计、健康数据的分析，同时影响到临床流行病学的研究、医教研病案信息检索、评价医院医疗质量、医学数据统计分析、临床路径病案质量控制等。由此，同学们也认识到疾病分类工作的重要性，形成严谨、敬业、求真、务实、科学的态度与精神；认识到准确地进行疾病分类编码，不断提高专业能力，积极地与临床医师沟通，提高病案首页数据质量的重要性。让学生对未来工作环境、职业价值有认知，树立正确的专业思想，帮助学生端正学习态度，培养科学思维、世界观、方法论；同时激发学生学习兴趣，热爱事业，树立学习信心和积极的学习态度。为今后的疾病分类实践操作奠定基础。

案例反思： 在医疗大数据信息广泛运用的时代，疾病分类的应用领域不断地增加，例如三级公立医院绩效考核并发症发生率指标的统计、医生晋升职称评定等也会运用到病案首页疾病分类数据，在授课时需要不断地结合实际，根据实际更新知识，对学生进行引导。引导学生形成自己的独立思考，形成思维能力，提升思维品质，形成严谨、敬业、求真、务实、科学的态度与精神，树立正确的专业思想，端正学习态度，培养科学思维、世界观、方法论；同时激发学生学习兴趣，热爱事业，树立学习信心和积极的学习态度。不断提高专业能力、疾病分类的准确性，提高病案首页数据质量，使其服务于国家、服务于社会、服务于人民、服务于医院的高质量发展。

第六章

《病案信息学》教学设计

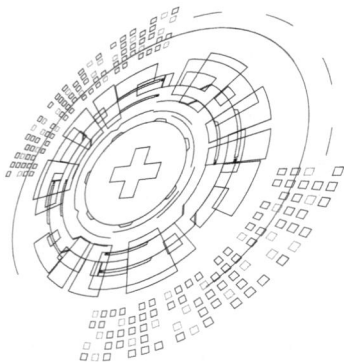

6-1教学PPT

第一节 《某些传染病和寄生虫病（A00-B99）》教学设计

课程章节	第五章 疾病分类 第三节《某些传染病和寄生虫病（A00-B99）》	授课学时	1 学时
设计者	张帆		
授课专业	信息管理与信息系统	授课年级	2020 级

一、导言（引起学习动机，导入主题）

导入：展示教师论文《广西壮族自治区医院病案统计管理工作现状调查》，引发学生思考。结合同学们完成的《病案信息学》调研报告结论，同学们一致认为新时代医院管理中病案信息起到了重要甚至是关键的作用。根据健康中国建设对医院病案工作的新要求，结合中国式现代化，分享病案信息化、病案编码准确性的重要性。提出"怎样才能做好疾病分类工作？"的问题，以问题为导向引发学生思考。从掌握医学基础知识、了解编码规则和查找方法等谈起，介绍做好编码的关键要素，激发学生学习兴趣，导入学习内容。

二、学习目标[知识、技能（能力）、学习态度与价值观（情感）]

1.教学目标

知识目标：

（1）100% 的学生能够通过师生互动、案例学习准确说出《国际疾病分类实践应用》第1章（某些传染病和寄生虫病，下同）分类轴心。

（2）70% 的学生能够通过师生互动陈述第1章编码规则。

（3）80% 的学生能够通过师生互动、举例归纳准确总结第1章的"某些"传染病和寄生虫病的含义、不包括的五种情况、结核病的分类、艾滋病的分类。

续表

技能目标：

（1）90% 的学生能够通过师生互动、案例学习、比较归纳准确陈述和使用《国际疾病分类实践应用》第 1 章主导词选择方法。

（2）80% 的学生能够通过师生互动、举例问答、课堂练习（疾病名称）根据各章主导词选择方法、特殊疾病主导词选择方法向老师说出疾病名称编码查找的主导词。

（3）70% 的学生能够通过师生互动、教师示范、案例实操准确运用编码规则，结合临床实际，使用 ICD-10 工具书查找第 1 章疾病（如寄生虫病、结核病、艾滋病）分类编码。

学习态度与价值观（情感）目标：

（1）通过理论讲授、师生互动、案例实操等方式，引导学生思考并参与到教学过程中，从被动学习变为主动学习，提高编码工具书查找能力，提升运用编码规则分析、解决问题的能力。

（2）通过学习《国际疾病分类实践应用》第 1 章分类结构、编码范围、编码原则，理解病案编码员是医疗行为的翻译者、质控者，是医疗过程转化为医学信息的搭桥者，培养学生专业自信。

（3）通过国际疾病分类（ICD-10）工具书实操和病例实操，使学生认同病案信息工作者需要准确理解和翻译，才能产出准确的医疗信息，才能有效服务于医院管理和卫生事业发展，培养学生精益求精的职业精神和严谨认真的工作态度以及良好的团队合作精神。

2. 教学重点和难点

重点：编码规则、查找方法和主导词的选择、"某些"传染病和寄生虫病的含义，不包括的五种情况。

重点分析：编码规则、主导词选择、标题"某些"的含义是本章学习的基础。学生没有完整学习传染病学，比较抽象，不易理解。

难点：A09 类目在临床上正确的应用、结核病的分类、艾滋病的分类。

难点分析：学习本节课的最终目的是能够结合临床知识和编码规则做到精准编码，不漏编、错编。

三、学情分析与教学预测

1. 学情分析

（1）知识基础：本次课程授课对象为 ×× 大学 ×× 学院 ×× 专业大三本科学生。他们已学习过临床医学、医学信息学等基础课程，且学习了病案信息学基础知识，有利于本次课程的学习。但是学生第一次接触国际疾病分类（ICD-10），该项内容是实践性很强的内容，要注意结合医院国际疾病分类实践经验，激发学习兴趣，加深学生理解。

（2）能力基础：学生具有一定的自学能力，掌握一定的学习方法，课前推送预习清单。学生有信息技术基础，加上思维活跃，可以在课堂时间充裕的情况下配合雨课堂平台在老师引导下积极参与课堂学习。学生理论联系实际能力较弱，应通过启发讨论式、案例实操式等教学手段提高学生实际操作能力。

（3）素养基础：学生刚接触课程不久，需要进一步培养对病案信息学的学习兴趣和自信心，需要在教师引导下积极参与问答和主动思考，调动学习兴趣；教师可通过图片、问题和案例引入，结合实际，运用实操，使学生掌握编码查找方法，坚定学生学好课程的信心。

2.**教学预测**

（1）注重课程思政，通过学习国际疾病分类（ICD-10）各章分类结构、编码范围、编码原则，以及工具书实操和病例实操，理解病案编码员是医疗行为的翻译者、质控者，培养学生专业自信，使学生认同病案信息工作者需要准确理解和翻译，才能产出准确的医疗信息，才能有效服务于医院管理和卫生事业发展。

（2）本课程与医院管理和实践操作密切相关，通过课前布置预习内容，介绍拓展学习方式，使学生可通过多种途径对将要学习的内容有一定了解。

（3）学生立志学习医学相关专业，对医学信息有关知识都比较感兴趣，结合病案编码实操案例讲解和实操，激发学习兴趣，加深对知识点的学习、记忆，提高学习效果，培养学好病案信息学的自信。

四、教学过程

1. 参与式学习的教学环节设计（设计促进学习者主动学习、积极参与的教学活动）

时间	授课者的工作	学习者的工作
3分钟	（1）课件展示：国际疾病分类的概念、分类轴心、编码步骤。 （2）科研反哺：通过教师论文《广西壮族自治区医院病案统计管理工作现状调查》，可知在卫生健康信息大发展的今日，广西各级医院病案信息科归属、工作职能、人力资源、病案信息化程度、病案信息人员专业能力、人才培养均有了长足的进步。 （3）案例导入：结合"健康中国"建设对医院病案工作的新要求，结合党的二十大提出的中国式现代化，分享病案信息化、病案编码准确性的重要性。 （4）调研情况：《病案信息学》综合实践作业——调研报告反馈，同学们围绕调研主题，通过调研新时代病案信息学发展及其在医院中作用的变化、病案信息学科建设展望等主题，得出病案行业在医疗行业大舞台上牢牢占据了一席之地，医保支付方式改革的到来使医院病案科的工作更加关键等观点。 （5）提问：怎样才能做好疾病分类工作？ （6）启发：从掌握医学基础知识、了解编码规则和查找方法等谈起，介绍做好编码的关键要素，激发学生学习兴趣，导入学习主题，并接入学习内容。 	复习已学内容、思考问题、听讲。

续表

时间	授课者的工作	学习者的工作
3 分钟		复习已学内容、思考问题、听讲。
1 分钟	（1）课件展示：知识目标、技能目标、情感目标、重点、难点。 （2）介绍：知识目标、技能目标、情感目标、重点、难点，让学生明确此次课的学习目标。 	听讲、明确学习目标。

时间	授课者的工作	学习者的工作
5分钟	（1）课件展示：传染病和寄生虫病概念、传染与感染区分。 （2）提问：生活中见过或听过的传染病和寄生虫病有哪些？《中华人民共和国传染病防治法》将传染病分为甲、乙、丙三类，以下哪个属于甲类传染病？ （3）讲授：本章的概述、传染病和寄生虫病概念、传染与感染区分。 （4）案例：人类的历史，也是一部传染病抗争史。以发现抗疟药物青蒿素而获得诺贝尔生理学或医学奖的女科学家屠呦呦；在SARS和新冠面前，均冲锋在抗疫的第一线，追求职业理想，保障人民生命安全的呼吸病学专家钟南山院士、中医内科专家张伯礼院士、传染病学专家李兰娟院士等为例。结合新冠疫情，在党中央的领导下，坚持科学精准防控，取得较好防控效果。作为病案信息工作人员，通过传染病相关信息上报，为及时有效做好疫情防控工作作贡献，保障人民健康和生命安全。 **一、概述** 课前小测： 《中华人民共和国传染病防治法》将传染病分为甲、乙、丙三类，目前，以下哪个属于甲类传染病？（CD） A. 新型冠状病毒肺炎 B. 病毒性肝炎 C. 鼠疫 D. 霍乱 **一、概述** 2.传染与感染(Infection) 中文含义： 传染：为可传播性 感染：(1)通常指不可传播性，局限性 　　　例：心肌感染 I40.0 　　　　　皮肤葡萄球菌性感染 L08.9 　　　(2)当特指某种微生物，也相当一部分是传染性 　　　例：HIV感染（Z21），这时感染又是可传播性的了 Infection在ICD-10中被翻译为传染病，Infection不仅表达可传播性的感染，还包括了局限性以及不可传播性的感染，所以此章并不是大家所理解的传染病，还包括了感染。	听讲、理解、思考。

续表

时间	授课者的工作	学习者的工作
5 分钟		听讲、理解、思考。
5 分钟	（1）课件展示：本章的结构（特点）、分类轴心、本章标题中"某些"含义、本章的包括和不包括情况。 （2）讲授：本章的结构（特点）、分类轴心、本章标题中"某些"的含义、本章的包括和不包括情况。重点讲解本章分类轴心和五种不包括的情况。 （3）归纳、举例：用具体疾病名称和疾病分类编码（传染病的病原携带者或可疑病原携带者分类于Z22.–，某些局部感染，分类于身体系统的有关章节，并发于妊娠、分娩和产褥期的传染病和寄生虫病分类于O98.–，特发于围生期的传染病和寄生虫病分类于P35-P39，流感和其他急性呼吸道感染分类于J00-J22）列举本章分类的五个不包括情况。 （4）思维导图：思维导图归纳总结本章的五种不包括情况。 	听讲、理解、思考、归纳、记忆、练习。

在党中央的领导下：
· 始终坚持"人民至上、生命至上"
· 坚持科学精准防控，发挥中医药优势，取得了较好防控效果
· 充分体现社会主义制度的优越性

一、概述

3.本章的分类轴心

病因--病原体

*注意查看有无实验室、病原体检查
多数"节"分类的是某种特殊的病原体所致疾病
例：结核病（A15-A19）
肠道传染病(A00-A09)
主要为性传播模式的感染(A50-A64)

时间	授课者的工作	学习者的工作
5分钟	（5）练习：雨课堂推出阶段小测练习题。 	听讲、理解、思考、归纳、记忆、练习。
5分钟	（1）课件展示：主导词的选择、编码查找方法、编码规则、编码查找案例。 （2）讲授：主导词的选择方法、编码查找方法。 （3）举例并教师示范：用具体疾病分类编码列举本章主导词选择的四种方法；给学生示范编码查找步骤和方法。 （4）编码工具书实操：ICD-10工具书实操（溶血性链球菌感染、肝华支睾吸虫感染）。 	听讲、理解、思考、归纳、记忆、实操。

续表

时间	授课者的工作	学习者的工作
5 分钟		听讲、理解、思考、归纳、记忆、实操。
7 分钟	（1）课件展示：其他类目说明。其他传染性和未特指病因的胃肠炎和结肠炎的分类；新生儿腹泻的分类；结核病和粟粒性结核的分类；幼儿急疹的分类；细菌、病毒和其他传染性病原体的分类。 （2）讲授：其他传染性和未特指病因的胃肠炎和结肠炎、新生儿腹泻、结核病和粟粒性结核、幼儿急疹以及细菌、病毒和其他传染性病原体的分类。 （3）举例并教师示范：用具体疾病分类编码列举粟粒性结核病、幼儿急疹等疾病主导词选择；给学生示范编码查找步骤和方法。 （4）病例分析：通过病例分析介绍结核病分类编码。用一个错误的编码操作，由于未严格按照编码三步骤进行工具书查找，导致结果错误，指出要阅读病历并严格按照编码三步骤进行编码查找并在第一卷核对编码是否正确时注意看索引中的指示词，才能得到正确的答案。 （5）编码工具书实操：ICD-10 工具书实操（肺结核，经痰培养证实）。 	听讲、理解、思考、归纳、记忆、实操。

125

时间	授课者的工作	学习者的工作
7分钟		听讲、理解、思考、归纳、记忆、实操。
10分钟	（1）课件展示：人类免疫缺陷病毒（HIV）病的分类。 （2）讲授：人类免疫缺陷病毒（HIV）病的发病机制；人类免疫缺陷病毒（HIV）病的分类原则。 （3）案例：艾滋病作为一种病死率极高的严重传染病，在健康预防中占据极为重要的地位。介绍我国专门制定"四免一关怀"政策，帮助艾滋病患者及其家属渡过难关。 （4）视频：《党的二十大报告金句》（健康中国篇）。 （5）举例并教师示范：根据人类免疫缺陷病毒（HIV）病分类原则进行举例说明；给学生示范编码查找步骤和方法。 （6）板书：HIV采用合并编码；类目相同，亚目不同放在 .7 中；类目不同，放在B22.7中。 （7）编码工具书实操：ICD-10工具书实操（HIV感染伴卡波西肉瘤、HIV病伴弓形体病和隐球菌病、HIV感染伴卡波西肉瘤和隐球菌病）。 （8）病例分析：通过病例分析介绍人类免疫缺陷病毒（HIV）分类编码。 （9）小组竞赛：给出病例描述，分小组进行讨论和竞赛。	听讲、理解、思考、归纳、记忆、实操、互动、观看视频、小组讨论和竞赛、回答问题。

续表

时间	授课者的工作	学习者的工作
10分钟	**四、其他类目说明** **5. 人类免疫缺陷病毒（HIV）病（B20-B24）** **1.编码范围（B20-B24）** **艾滋病**又称获得性免疫缺陷综合征，是由HIV引起的一种危害性极大的疾病，能攻击人体免疫系统，使其遭受严重损害，病死率极高，容易导致病毒感染及肿瘤的发生，因此并发症常常不是单一的。这一节的编码就是为了分类HIV病的并发症。不包括感染HIV无症状者（Z21） • 十八大以来，以习近平同志为核心的党中央，铺设一条以人民为中心的"健康之路"。党的二十大报告提出，推进健康中国建设，把保障人民健康摆在优先发展的战略位置。 • 我国专门制定艾滋病"四免一关怀"政策，帮助艾滋病患者及其家属渡过难关。	听讲、理解、思考、归纳、记忆、实操、互动、观看视频、小组讨论和竞赛、回答问题。
4分钟	（1）课件展示：本次课主要知识点和课后作业。 （2）总结：本章五个不包括、结核病编码原则、人类免疫缺陷病毒（HIV）病编码规则。 （3）分享：通过谈自身学习的体会，分享学习的过程、学习疾病分类的过程就如登山，结合《青春》这首诗歌，告诉同学们应珍惜青春美好时光，不断努力奋斗，攀登学习的高峰。 **学习资源** 1.教材书籍：《病案信息学》（第3版）刘爱民主编 人民卫生出版社 《国际疾病分类实践应用》金敏、张静主编 中南大学出版社 2.相关文件：《住院病案首页数据填写质量规范（暂行）》 《医疗保障基金结算清单填写规范的通知》 3.科研论文：①张帆,李浪,廖宁.广西壮族自治区医院病案统计管理工作现状调查[J].中国病案,2017,18(05):9-11+45. ②赵银兰.中国结核病分类法与ICD-10分类[J].中国医院统计,2002(04):238. ③冯虹,方敏,邱月泉.各临床分期艾滋病ICD-10编码原则的应用[J].中国艾滋病性病,2015,21(09):829-830. 4.学习网页：中国医院协会病案管理专业委员会http://www.zgbazwh.org.cn/附属国际壮医医院官网—医学信息管理教研室—教学资源共享 5.其他资源：雨课堂课后知识回顾、微信公众号（艾登病案、医有数）	归纳、总结、理解、思考。

时间	授课者的工作	学习者的工作
4分钟	（4）课后作业和资源链接：雨课堂布置课后作业，分享相关学习资源。 **四、其他类目说明** 5. 人类免疫缺陷病毒（HIV）病（B20-B24） **总 结** (1)B20-B24是对HIV并发症进行编码,必须采用合并编码 (2)类目相同,亚目不同，放在.7中 (3)类目不同,放在B22.7中 (4)对于HIV发病以前的疾病,分别编码,这个疾病按一般疾病编码且作为附加编码 **小组讨论和竞赛** 阅读病历摘要，对主要诊断、其他诊断进行分类编码 【病历摘要】 患者，男性，62岁，因"活动后气促3年，发热1个月"入院。肺部CT示：双肺见多发病变，考虑感染性病变可能性大。患者巨细胞病毒DNA检测均明显上升，病毒全套示：巨细胞病毒抗体IgM 5.43 S/Co。输血前四项感染性指标检测示：HIV抗体阳性，肺部感染考虑肺孢子菌肺炎。现因疾控中心返回报告HIV确诊试验阳性，患者要求转专科医院进行治疗。 诊断：艾滋病、肺孢子菌肺炎、巨细胞病毒感染 主要编码： B20.700(人类免疫缺陷病毒\[HIV\]病造成的多发性感染) 其他编码： B20.600(人类免疫缺陷病毒\[HIV\]病造成的卡氏肺囊虫肺炎\[肺孢子虫病\]) B20.200(人类免疫缺陷病毒\[HIV\]病造成的巨细胞病毒病)	归纳、总结、理解、思考。

2. **教学策略与方法选择**

课程思政：找准医学素养、专业素养和思政素养培育的关联点，通过传授专业知识，并贯穿思政元素，助力学生全面发展。按照思政元素伏笔、思政元素启发、思政元素融入的方式，在教学内容中始终贯穿思政元素，培育学生负责任勇担当的奉献精神和创新拼搏的奋斗精神，让同学们通过学习理解病案信息编码员是医疗行为的翻译者、质控者，培养学生专业自信，使学生认同病案信息工作者需要准确理解和翻译，才能产出准确的医疗信息，才能有效服务于医院管理和卫生事业发展。

教学策略：

① 问题引导：检验学习效果、巩固掌握知识。演绎策略给学生提供直观的学习情境，使知识点脉络条理清晰；归纳策略，帮助学生条理分明地记忆知识要点，利于学生吸收及理解；启发式策略启发思考、给学生提供积极思考的学习情境。

② 图片、图表、视频、思维导图：加强感官认识，进行比较学习，加深学生的理解和认知，树立专业自信和培养正确的职业观。

板书：帮助学生进一步理解知识点，利于理解，便于形成知识网络。

教学方法：综合并灵活运用导入式、互动启发式、病例案例式、结合实际式、问题导向式、示范实操式、归纳总结式等教学方法，培养学生运用知识和理论联系实际的能力、分析解决问题的能力，激发学生学习兴趣、启发学生主动思考。

多种互动方式的应用：通过启发提问、案例讲解、示范互动、讨论竞赛、调研分析、知识延伸等方式实现师生互动、活跃课堂气氛，积极引导学生主动思考。

3. 板书设计

黑板（白板）设计：

HIV：采用合并编码；类目相同，亚目不同放在 .7 中；类目不同，放在 B22.7 中。

现代信息媒体设计：

（1）利用 PPT 清晰展示教学内容，导入课堂，引发学生的思考；吸引学生注意力，增强学生的理解；进行测试，检验学习效果，增强知识点的理解掌握。

（2）把课程内容层层推进，每个板块都有一张标题式 PPT，提醒学生课程的进度，便于学生跟随课堂进行思考。

（3）雨课堂开展线上线下授课，组织学生发表弹幕，活跃课堂气氛；推出练习题，实时检验学习效果。

五、教学效果测试（运用有效方式，了解学习者的学习成果）

1. 课内

（1）授课过程中了解学生学习情况和思考主动性，观察学生学习吸收程度。

（2）不同内容和阶段采用不同的授课方法，灵活采用导入式、互动式、比较式、归纳式、启发式、案例式、结合实际式、问题导向式等方法提问，吸引学生的注意力，增强学生的理解，激发学生思考，使学生积极参加课堂实操，使学生成为课堂的主人。

（3）通过调研反馈，激发学生学习积极性和树立专业自信，培养从事科学研究的基本能力和积极的创新精神。

（4）通过推送练习题的形式，考查学生知识点的掌握情况，加深学生的记忆。

2. 课外

（1）授课内容较多、班级人数较多，课上反馈信息有限，借用信息平台、雨课堂等进行讨论，激发学习兴趣，可以兼顾到每位学生的学习效果。

（2）指导学生通过查阅文献、课外资料的方法，了解病案管理质控和病案信息统计相关内容，紧跟前沿知识，提高学生自主学习能力和拓宽知识面。

续表

六、摘要或总结

本节课程以学生为主体，不同内容和阶段采用不同的授课方法，综合并灵活运用导入式、互动启发式、病例案例式、结合实操式、问题导向式、比较说明式、示范实操式等教学方法，内容充实，侧重点明显，详略得当。授课中吸引学生注意力，增强学生的理解，激发学生思考，使学生积极参加课堂实操，成为课堂的主人。重难点突出，归纳总结得当，运用病例、实操、调研，培养学生运用知识分析、解决问题和实践的能力，培养创新思维，使学生提高学习的积极性。课程思政贯穿其中，起到潜移默化的效果。通过互动、比较、提问、讨论、竞赛等方式，教师的指导范围较广、有效程度较高，学习环境的创设和学习资源的处理恰当，学生参与度较高，师生互动效果好。

七、学习资源

1. 书籍

① 《病案信息学》（第 3 版），刘爱民主编，人民卫生出版社出版。

② 《国际疾病分类实践应用》，金敏、张静主编，中南大学出版社出版。

2. 文件

① 《国家卫生计生委办公厅关于印发住院病案首页数据填写质量规范（暂行）和住院病案首页数据质量管理与控制指标（2016 版）的通知》（国卫办医发〔2016〕24 号）

② 《关于印发疾病诊断相关分组（DRG）付费国家试点技术规范和分组方案的通知》（医保办发〔2019〕36 号）

③ 《国家医疗保障局办公室关于印发医疗保障基金结算清单填写规范的通知》（医保办发〔2020〕20 号）

④ 《关于印发广西壮族自治区医疗保障基金结算清单及编码填报管理规范（试行）的通知》（桂医保发〔2022〕12 号）

3. 论文

① 张帆，李浪，廖宁. 广西壮族自治区医院病案统计管理工作现状调查 [J]. 中国病案，2017，18（05）：9-11+45.

② 赵银兰. 中国结核病分类法与 ICD-10 分类 [J]. 中国医院统计，2002（04）：238.

③ 张明策. 某三级医院结核类疾病分类编码质量分析 [J]. 世界最新医学信息文摘，2019，19（96）：287+290.

④ 冯虹，方敏，邱月泉. 各临床分期艾滋病 ICD-10 编码原则的应用 [J]. 中国艾滋病性病，2015，21（09）：829-830.

⑤ 何刚，胡靖琛，袁玉刚. 新型冠状病毒疾病的 ICD 编码应用的探讨 [J]. 中国病案，2020，21（10）：43-45.

⑥ 高红，何艺，周文庆，等. 新型冠状病毒肺炎病例的编码探讨 [J]. 中国病案，2020，21（09）：30-32.

4. 网络资源

① 中国医院协会病案专业委员会网 http://www.zgbazwh.org.cn/。

② 微信公众号：艾登病案、医有数、病案科普等。

③ 医院官网—科研教学—教研室—医学信息管理教研室—教学资源共享。

续表

八、教学反思

本次课能按照教学大纲和课程的要求完成教学任务，整节课符合教学大纲要求，教学目标明确、思路清晰，重点、难点明确。符合专业人才培养目标中培养学生自主创新思维、学习实践能力和解决问题能力的目标。注重课程思政，积极探索病案信息学课程思政的建设内容和实施路径，课程思政始终贯穿于整体的教学内容中，培养学生崇高的敬业精神、严谨的工作作风、积极的创新精神，实事求是的科学态度和良好的团队合作精神。授课体现以"学生为中心"的教学理念，通过启发、提问、归纳、实操、案例、竞赛等教学手段，尤其是提问启发式、实操竞赛式，强化了学生自主学习的积极性和主动性，理论结合实际，提高学生的实践能力和创新思维。

本次课的不足之处：

① 小部分学生课堂学习积极性不强。建议课前强调预习相关基础知识，扩展预习内容；讲课过程中，在熟悉基础知识后再引出问题。

② 部分学生课堂参与度不高。工具书套数有限，需要5～6位同学一个组，实操部分有的同学参与度不够。建议多观察学生课中听课情况，灵活地调节教学活动；运用现代信息技术，使学生积极参与；课后加强收集学生意见建议，及时了解学生的学习情况及想法。

③ 由于课时有限和授课内容多，部分学生对人类免疫缺陷病毒（HIV）病编码规则掌握不足，需要通过课前预习和课后案例练习，来巩固学习成果。

设计者： 张帆　广西中医药大学附属国际壮医医院、壮医临床医学院医学信息管理教研室病案信息学课程教师。

第二节 《手术操作分类　操作和介入，NEC（00）》教学设计

6-2 教学 PPT

课程 章节	第六章 手术操作分类 第三节《手术操作分类 操作和介入，NEC（00）》	授课学时	1 学时
设计者	张帆		
授课 专业	信息管理与信息系统	授课年级	2020 级

一、导言（引起学习动机，导入主题）

（1）PPT 展示手术操作分类的概念、分类轴心、编码步骤，对上节课的内容进行回顾。

（2）提出"为何要对手术操作进行分类？怎样才能做好手术操作分类工作？"的问题，以问题为导向引发学生思考并提问两名学生。

（3）从手术操作分类的作用谈起，结合北京协和医院病案百年发展"初心三境界"，分享只有加强临床知识和分类知识学习、熟练使用工具书、认真阅读手术记录，具备责任心，才能做好手术操作分类工作，鼓励学生要秉承匠人精神，把病案数据管理研究和转化运用作为一项神圣事业，以患者为中心，服务于医院高质量发展和健康中国建设。

二、学习目标 [知识、技能（能力）、学习态度与价值观（情感）]

1. 教学目标

知识目标：

（1）100% 的学生能够通过理论讲授、案例学习准确说出《手术操作分类实践应用》第 1 章（操作和介入，NEC，下同）分类轴心和介入治疗的概念。

（2）70% 的学生能够通过师生互动陈述第 1 章编码规则。

（3）80% 的学生能够通过师生互动、案例学习准确总结心脏再同步治疗分类、血管支架分类。

技能目标：

（1）90% 的学生能够通过师生互动、案例学习、比较归纳准确陈述和使用《手术操作分类实践应用》第 1 章主导词选择方法。

（2）80% 的学生能够通过举例问答、课堂练习（手术操作名称）根据本章主导词选择方法向老师说出手术操作编码查找的主导词。

（3）70% 的学生能够通过教师示范、案例实操、翻转课堂准确运用编码规则，结合临床实际，使用 ICD-9-CM-3 工具书查找第 1 章手术操作（如心脏再同步治疗、血管支架）分类编码。

学习态度与价值观（情感）目标：

（1）通过理论讲授、案例实操、翻转课堂等方式，引导学生思考并参与到教学过程中，从被动学习变为主动学习，提高编码工具书查找能力，提升运用编码规则分析、解决问题的能力。

（2）通过学习《手术操作分类实践应用》第 1 章分类结构、编码范围、编码原则，理解病案编码员是医疗行为的翻译者、质控者，是医疗过程转化为医学信息的搭桥者，培养学生专业自信。

（3）通过手术操作分类（ICD-9-CM-3）工具书实操和病例实操，使学生认同病案信息工作者需要准确理解和翻译，才能产出准确的医疗信息，才能有效服务于医院管理和卫生事业发展，培养学生精益求精的职业精神、严谨认真的工作态度和良好的团队合作精神。

2. 教学重点和难点

重点： 编码规则、查找方法和主导词的选择、主导词的灵活转换。

重点分析： 编码规则、主导词选择、介入治疗的概念是本章学习的基础。学生没有学习《外科学》，比较抽象，不易理解。

难点： 心脏再同步治疗分类、血管支架分类。

难点分析： 学习本节课的最终目的是能够结合临床知识和编码规则做到精准编码，不漏编、错编。

续表

三、学情分析与教学预测

1. 学情分析

（1）知识基础：本次课程授课对象为××大学××学院××专业大三本科学生。他们已学习过临床医学、医学信息学等基础课程，且学习病案信息学基础知识，有利于本次课程的学习。但是学生第一次接触手术操作分类（ICD-9-CM-3），该项内容是实践性很强的内容，要注意结合医院手术操作分类实践经验，激发学习兴趣，加深学生理解。

（2）认知特点：学生目前具备一定的理论知识，但是尚未接触过真正的临床病历，对如何将编码规则理论知识与阅读病历相结合可能存在问题，对如何选择主要手术编码也存在较多疑问，医学基础知识也有所欠缺。

（3）学习风格：学生有一定的自学和独立思考的方法和能力，又具有较强的理解能力，思维活跃，同时喜欢信息化技术，如弹幕的使用，可以在课堂时间充裕的情况下配合雨课堂平台在老师引导下积极参与课堂学习。

（4）情感态度：需要采用"激发兴趣、引导思考、参与教学、鼓励批判、培养情怀"等方式调动同学们的学习兴趣，维护好课堂纪律，避免同学们学习时注意力不集中，学习效率下降。

2. 教学预测

（1）该班级学生已经学习相关临床基础课程，并学习了主导词的查找与手术操作分类编码工具书的运用。教学过程中，通过以小见大的方式启发学生（如问同学们"平时岗位工作发现的问题"），进而吸引学生的眼球，激发学生对学习内容的兴趣。

（2）讲解冠状动脉血管支架植入术的部位、入路术式、支架类型以及操作编码规则知识点时，这些专业性强的知识比较枯燥、生涩，学生难懂，容易引起厌学情绪。因此，在教学中采用多种与学生互动的方法，如：翻转课堂、互助合作、病例引导、解剖模型、视频动图等，同时边讲解知识边有针对性地进行反问，能够较好地引发学生对课程内容的思考，积极查阅资料、参与讨论，使学生在学习过程有较高的参与度。让学生既能感觉学习不枯燥，又能加深对知识点的学习、记忆，提高学习效果。

（3）注重课程思政与医学人文教育，深入培植和熏染情感价值，将知识得以升华，同时培养学生的自信心；帮助学生有效构建新知识，使之"学有所得、所思、所悟"，并培养学生的问题意识，用"问题"点燃学生的智慧之火。

（4）学生尚未接触过真正的临床病历。由于该专业的学生欠缺临床医学各专科基础，学习手术操作分类知识会觉得抽象、吃力；教师运用模型、声像、案例分析讲授分类规则，由浅入深讲解，有效激发学生学习兴趣，提升学生的学习动力，帮助同学增强了对理论知识的掌握的同时，培养了同学们的实际编码能力。

续表

四、教学过程

1. 参与式学习的教学环节设计（设计促进学习者主动学习、积极参与的教学活动）

时间	授课者的工作	学习者的工作
3分钟	（1）课件展示：手术操作分类编码步骤。 （2）思考和提问：提出"为何要对手术操作进行分类？怎样才能做好手术操作分类工作？"的问题，以问题为导向引发学生思考并提问两名学生。 （3）分享和启发：从手术操作分类的作用谈起，结合北京协和医院病案百年发展"初心三境界"，分享只有加强临床知识和分类知识学习、熟练使用工具书、认真阅读手术记录，具备责任心，才能做好手术操作分类工作，鼓励学生应继承前辈们的精神和理想，秉承匠人精神，努力学习掌握本领，把病案数据管理研究和转化运用作为一项神圣事业，以患者为中心，服务于医院高质量发展和健康中国建设。激发学生学习兴趣，导入学习主题，并接入学习内容。 回顾和思考： 为何要对手术操作进行分类？ 怎样才能做好手术操作分类工作？ 协和病案百年发展"初心三境界" • **立初心** 珍视病案、敬畏病案之初心，是以患者为中心，竭诚为医疗教学科研管理服务的使命。 • **践初心** 秉承匠人精神，认真仔细、踏踏实实地做好工作。 • **守初心** 始终将看好病案、看重病案、看懂病案，把病案数据管理研究和转化运用作为一项神圣事业，使其服务于国家、服务于社会、服务于人民、服务于医院高质量发展。 前行不忘来时路 初心不改阑珊处 ——新一代病案人应继承前辈们的精神和理想	复习已学内容、思考问题、听讲。

续表

时间	授课者的工作	学习者的工作
1分钟	（1）课件展示：知识目标、技能目标、情感目标、重点、难点。 （2）介绍：知识目标、技能目标、情感目标、重点、难点，让学生明确此次课的学习目标。 **一、操作和介入 NEC（00）** **学习目标** 教学内容　《病案信息学》教科书 P143-145页 教学目标 知识目标　学生能够通过师生互动、案例学习复述本章（介入和操作，NEC，下同）的分类轴心；选择正确的手术操作主导词；并能掌握本章的编码规则 技能目标　学生能通过生生互动，学会使用工具书查找手术编码的操作技能 情感目标　学生能通过病例分析，教师示范、翻转课堂等将本章手术编码准确找出，把编码技能与未来病案岗位实际相结合，培养对病案信息工作岗位的工作认知和责任感 教学重点　编码规则、查找方法和主导词的选择、主导词的转换 教学难点　心脏再同步治疗分类、血管支架分类	听讲、明确学习目标。
4分钟	（1）课件展示：本章讲授的主要内容、本章的概述和特点。 （2）提问：手术操作分类内容包含哪些？ （3）讲授：本章的概述和特点。 （4）延展："外科手术发展史：科技创新　医学伟大"。介绍外科手术发展的历程，外科手术的发展历程见证了人类智慧和勇气的结晶，正是有了前辈们辛勤的探索和不断总结出的经验，才有了医学的进步。尤其是20世纪末，以介入技术、腔镜技术、微创技术为代表的一系列手术操作技术的出现，为传统外科的创新发展注入新活力。作为医学信息专业学生，应追求职业理想，传承守正创新精神，探索实践，敬业奉献，为健康中国贡献力量。 **课前小测：** 手术操作分类内容包含？（ABCD） A. 传统意义的外科手术 B. 内科非手术性诊断和治疗性操作 C. 实验室检查 D. 少量对标本诊断性操作	听讲、理解、思考、回答问题。

续表

时间	授课者的工作	学习者的工作
4分钟	**外科手术发展史：科技创新 医学伟大** 回顾现代外科学百余年发展历程，由于解剖学发展，麻醉学、无菌术的产生，以及止血、输血技术的应用，先后解决了手术疼痛、伤口感染和止血、输血等外科学的关键性问题。这些革命性的技术和理念，大大降低了外科手术死亡率。 20世纪末，以介入技术、腔镜技术、微创技术为代表的一系列手术操作技术的出现，为传统外科的创新发展注入新活力，对外科学发展产生重大影响。 每名医生在职业生涯开始都会宣誓：除人类之病痛，助健康之完美 这是医生的誓言，也是介入微创技术革新的初衷 **一、操作和介入 NEC（00）** 本章的标题有NEC显示其是残余分类章，并非所有的介入治疗都分类到这里 例如：介入性磁共振被分类到第18章 包括：00.0 治疗性超声（不包括诊断性超声） 00.1 药物制剂（不包括肿瘤的化疗） 00.2 血管的血管内显像 00.3 计算机辅助外科（CAS） 00.4 附属血管系统操作 00.5 其他心血管操作 00.6 血管操作 00.7 髋关节的其他操作 00.8 膝关节和髋关节的其他操作 00.9 其他操作和介入 影像 - 磁共振 - 脑 — 术中（MRI） 88.96	听讲、理解、思考、回答问题。
4分钟	（1）课件展示：介入治疗的概念、超声的分类、药物制剂、计算机辅助外科手术、心脏再同步治疗（CRT）的分类。 （2）讲授：介入治疗的概念，超声的分类与药物制剂、计算机辅助外科手术、心脏再同步治疗（CRT）的分类轴心、分类规则和主导词选择。重点讲解超声的分类和心脏再同步治疗的分类。 （3）归纳、举例：超声分类、药物制剂有两处分类、主导词灵活转换。 （4）工具书实操：MR计算机辅助经蝶骨垂体瘤切除术、CRT-D双心室除颤器置入术、CRT-P脉搏发生器的置换术。	听讲、理解、思考、归纳、记忆、实操。

续表

时间	授课者的工作	学习者的工作
4分钟		听讲、理解、思考、归纳、记忆、实操。
10分钟	（1）课件展示：支架疗法的概念、血管支架编码的特点，血管支架的四种类型、血管支架编码主导词选择。 （2）讲授：支架疗法的概念、血管支架编码的特点，血管支架的四种类型、血管支架编码主导词选择。 （3）视频：冠状动脉介入治疗操作视频。 （4）解剖模型展示：运用心脏模型及解剖3D图直观辨别冠状动脉部位、作用、入路、术式、支架类型，用解剖模型讲解心脏结构并给学生传阅。 （5）延展：介绍血管支架的历史沿革。经过医学家们的不断探究、实践、创新，血管支架历经60年的改进创新，促进了医学革新，拯救了无数人的生命。提升学生学科素养和科学思维能力，培养创新能力。	听讲、理解、思考、记忆、观看视频、回答问题。

续表

时间	授课者的工作	学习者的工作
10分钟	（6）雨课堂阶段小测：血管支架置入术的主导词、血管支架的类型。 	听讲、理解、思考、记忆、观看视频、回答问题。
15分钟	（1）案例导入：在病案编码工作中，常常会发生一份完全相同的病历，总费用不变，可是最后医保DRG偿付金额却出现大额亏损和有所盈利两种截然相反的结果。原来是医生病案首页的主要手术操作和编码员修改的主要手术操作不一致。DRG是疾病诊断相关分组，是根据诊断、手术分类编码将病例分组，不同的DRG组决定着医保给医院的偿付金额的多少。因此，因为病案首页主要手术操作选择错误，导致医保DRG入组不一样、DRG权重不一样，医保偿付金额不一样。通过结合平时工作中发现的问题以小见大，引发学生理解作为病案编码员需要准确选择病案首页的主要手术操作编码，使诊疗信息准确反映在病案首页，使医院获得合理的医保偿付，进而激发学生对学习内容的兴趣，对未来岗位的认知及责任心。 （2）课件展示：血管支架置入术的编码规则主导词选择、编码查找方法、编码规则、编码查找案例。 （3）讲授：① 讲解冠状动脉血管支架置入术主导词，并与置入作为区分。② 确定支架类型。③ 看注释，另编码。 （4）翻转课堂：学生作为"老师"分享并讲解其完成的《病案信息学》第六章 手术操作分类预习作业——制作血管支架编码思维导图。 （5）科研反哺：通过教师论文《成人先天性心血管病和介入治疗操作分类编码》，可知需要提升病案编码准确率，需要加强病案信息人员专业能力建设和人才培养；病案信息人员还应积极主动与临床医师沟通，建立编码质控机制，不断提高编码质量。 （6）举例并教师示范：用具体手术操作分类编码列举冠状动脉介入治疗主导词选择、另编码；给学生示范编码查找步骤和方法。	听讲、理解、思考、归纳、记忆、实操互动、参与翻转课堂。

时间	授课者的工作	学习者的工作
15 分钟	（7）板书：主导词插入，支架置入为主要，注意类型和另编码，有则编，无则略。 （8）病例分析：通过具体病例分析介绍冠状动脉血管支架置入术分类编码。教师指导学生通过在病历记录中阅读病历、找关键信息进行准确编码。指出要阅读病历，尤其手术记录，并严格按照编码三步骤进行编码查找，在类目表核对编码是否正确时注意看索引中的另编码，才能得到正确、完整的手术操作分类编码。 （9）编码工具书实操：ICD-9-CM-3 工具书实操（冠状动脉血管支架置入术、冠状动脉药物涂层支架置入术）。 （10）小结：思维导图和编码口诀对血管支架编码和冠状动脉介入治疗编码方法进行小结。 （1）血管支架置入术的编码规则（重点） 1.首先确定置入支架的部位，如冠状动脉、椎动脉等（主要手术操作/主要编码） 2.其次确定支架类型，如药物洗脱支架、药物涂层支架等 3.再次确定同时进行的操作，如血管成形术、动脉粥样硬化切除等，需给予附加编码 4.同时确定操作血管的数量（00.40-00.43）及置入支架的数量（00.45-00.48） 5.最后确定是否有分叉血管的操作（00.44） 另编码： 1.血管成形术、动脉粥样硬化切除 2.置入血管支架的数量　00.45-00.48 3.治疗血管的数量　00.40-00.43 4.分支血管操作　00.44	听 讲、理解、思考、归纳、记忆、实操互动、参与翻转课堂。

续表

时间	授课者的工作	学习者的工作
15 分钟		听讲、理解、思考、归纳、记忆、实操互动、参与翻转课堂。

续表

时间	授课者的工作	学习者的工作
3分钟	（1）课件展示：本次课主要知识点和课后作业。 （2）总结：介入治疗概念、药物制剂、计算机辅助外科手术、心脏再同步治疗血管支架分类轴心、编码主导词选择、血管支架编码规则。 （3）分享：高质量病案数据需要病案信息人员与编码员齐心协力，合作沟通。培养学生团队合作精神和提升沟通协调能力。 （4）课后作业和资源链接：布置课后编码案例实操作业，分享相关学习资源。 	归纳、总结、理解、思考、记忆。

续表

2. 教学策略与方法选择

（1）教学策略

① 以小见大的启发式教学方法结合问题链教学法引出教学内容，如"在平时岗位工作时发现的问题"，在课堂开始就让学生进行思考。不仅激发学生的学习兴趣，更强化了师生互动。

② 课堂过程中，不同阶段采用了不同的教学策略。在讲解冠状动脉血管支架使用部位时，利用解剖模型，直观展示心脏解剖形态；讲解冠状动脉支架植入术的入路术式时，运用动画视频，形象全面地还原手术操作中冠状动脉支架植入术整个过程。既让学生体会患者的感受，又提高学生自主学习能力和分析能力；讲解冠状动脉血管支架植入术血管支架的类型时，将复杂的知识点具体化，加强学生理解；讲冠状动脉支架植入术编码规则时，结合导入案例启发学生思考，并采用了生生互动、翻转课堂、互助合作的形式，理论应用于实践，便于学生快速理解。结合教师科研论文研究成果，培养学生科研能力和创新能力。

③ 课堂尾声时，让学生小试牛刀，完成练习，不仅进一步加深学生的印象，让学生掌握这节课的重点内容，也让学生明白自己学习程度；最后用口诀作为总结，简洁清晰地归纳知识点，利于学生记忆；同时设置课后思考题，拓展思维，引出下次课的内容。

在课后使用雨课堂平台信息化技术，帮助学生课后回顾知识点、回看学习视频、完成课后思考题，辅助提高学生的学习兴趣，增强知识点的记忆力。

④ 课程思政始终贯穿于整体的教学内容中，让同学充分认识到学好编码目的是保证DRG数据的准确性，使医院既不面临高费用的风险又避免亏损的赔付；使国家达到医疗资源利用标准化，有效控制医疗费用的不合理增长。让同学们能够在未来的岗位中、在社会中、在我们建设健康中国中贡献力量。

（2）教学手段

① PPT：主要学习媒介，串联各部分内容。

② 解剖模型：直观展示心脏解剖形态。

③ 动画视频：形象理解冠状动脉支架置入术入路、术式。

④ 工具书：带动学生主动学习的课堂气氛。

⑤ 板书：凝练重点，加深印象。

⑥ 雨课堂：回顾知识点、回看学习视频、完成课后作业。

（3）教学方法

启发式教学：以问题为导向，促进学生思考；互动式教学：鼓励学生参与，激发学生潜能；案例式教学：提出相应病例，引导学生分析；演示式教学：借助动画道具，帮助学生理解；情景式教学：带入操作情景，激发学生兴趣。

3. 板书设计

黑板（白板）设计：

主导词： 插入，支架置入为主要，注意类型和另编码，有则编，无则略。

现代信息媒体设计：

（1）利用PPT清晰展示案例，导入课堂，引发学生的思考。

（2）把课程内容层层推进，每个板块都有一张标题式PPT，提醒学生课程的进度，便于学生跟随课堂进行思考。

（3）利用视频播放的方式，缓解学生学习的疲劳，吸引学生注意力，也加强学生的理解，加深印象。

续表

（4）在课后均使用雨课堂平台信息化技术，帮助学生课后回顾知识点、回看学习视频、完成课后思考题，辅助提高学生的学习兴趣，增强对知识点的记忆。

五、教学效果测试（运用有效方式，了解学习者的学习成果）

1. 课内

（1）授课过程中观察学生学习的热情程度，了解学生思考主动性。

（2）不同内容和阶段采用不同的授课方法，灵活采用导入式、互动式、归纳式、案例式、结合实际式等方法提问引起学生思考，吸引学生注意力，增强学生对知识的理解，激发学生思考，使学生积极参加课堂实操，使学生成为课堂的主人。采用启发式提问引起学生头脑风暴，并通过口诀回顾总结，时刻注意学生的反馈。

（3）案例讨论、结果分享。通过布置案例分析，分小组进行讨论，总结时由学生主导，教师对遗漏部分进行补充，加强了学生的记忆。

2. 课外

（1）班级人数较多，课上反馈信息有限，对知识构建仍有影响，借用微信平台等通信工具进行相互讨论，激发学习兴趣。

（2）指导学生查阅文献、课外资料的方法，提高学生自主学习能力，使学生了解病案信息管理新进展，紧跟前沿知识，拓宽学生知识面。

（3）采用雨课堂课后回顾：PPT、教学视频、课后作业，可以兼顾到每位学生的学习效果。

六、摘要或总结

本节课程以学生为主体，综合并灵活运用导入式、互动启发式、病例案例式、结合实际式、示范实操式等教学方法，不同内容和阶段采用不同的授课方法。课程思政贯穿其中，起到润物细无声的效果。通过互动、比较、提问、讨论、竞赛等方式，教师的指导范围和有效程度较高，学习环境的创设和学习资源的处理恰当，学生参与度较高，师生互动效果好。通过学习同学们最终能通过病历分析，将冠状动脉介入手术编码准确地填入病案首页，将病案编码技能与岗位实际相结合。本节课内容充实，侧重点明显，有详细有简略，不仅解决了课程的重点难点，又让整节课的节奏张弛有度。课堂以学生为主体，考虑学生对学习内容可能存在的疑虑，通过案例、动图、模型、视频、翻转课堂、科研创新分析等方式，解决学生的困惑，激发学生学习兴趣。结合教师科研论文研究成果，增强学生科研创新意识。授课过程中拒绝老师一味讲解，多次采用提问、课后雨课堂平台交流的方法让同学主动参与课堂，成为课堂的主人，不仅让学生学习到知识，也让学生掌握学习的方法，更使学生提高学习的积极性。课堂练习过程中注意鼓励和表扬学生，尊重学生的创造性思维，培养学生的临床思维，锻炼学生的自学能力和探索能力。

七、学习资源

1. 书籍

①《外科学》（第9版），陈孝平、汪建平、赵继宗主编，人民卫生出版社出版。

②《手术、操作分类与代码应用指导手册》，孟群、刘爱民主编，中国协和医科大学出版社。

2. 文件

①《国家卫生计生委办公厅关于印发住院病案首页数据填写质量规范（暂行）和住院病案首页数据质量管理与控制指标（2016版）的通知》（国卫办医发〔2016〕24号）

②《关于印发疾病诊断相关分组（DRG）付费国家试点技术规范和分组方案的通知》（医保办发〔2019〕36 号）

③《国家医疗保障局办公室关于印发医疗保障基金结算清单填写规范的通知》（医保办发〔2020〕20 号）

④《关于印发广西壮族自治区医疗保障基金结算清单及编码填报管理规范（试行）的通知》（桂医保发〔2022〕12 号）

3. 论文

① 张帆，郑静. 成人先天性心血管病和介入治疗分类编码探讨 [J]. 中国医院统计，2021，28（06）：538-541.

② 王小乐，张国标，邹文通. 心脏介入手术 ICD-9-CM-3 编码探讨 [J]. 中国实用医药，2018，13（01）：194-195.

③ 李建军，黄碧波，岑强，等. 216 份冠状动脉支架置入术手术编码错误分析及探讨 [R]. 中国病案，2019，15（08）：34-35.

4. 网络资源

① 中国医院协会病案专业委员会网 http://www.zgbazwh.org.cn/。

② 微信公众号：艾登病案、医有数、病案科普等。

③ 广西中医药大学附属国际壮医医院官网—科研教学—教研室—医学信息管理教研室—教学资源共享。

八、教学反思

本次课能按照教学大纲和课程的要求完成教学任务，教学设计按照 BOPPPS 模组进行，教学目标明确、思路清晰，重点、难点明确。能较好地体现以"学生为中心"的教学理念，学生参与度高。除了传统的讲授教学方法，还融合了案例分析法、翻转课堂、互助合作法、递进式提问等多种教学方法，同时还结合了生动的解剖模型、有趣的视频进行讲解，直观、形象、生动地阐述本次课的重点、难点内容，使学生多感官参与，突破了学生的认知障碍，优化了课堂；通过病历案例分析，将理论学习的知识体系应用于案例分析，培养学生的医学思维。结合教师科研论文，培养学生科学素养，激发学生对知识点的学习热情，利于其对知识点的理解、记忆。师生互动，互相尊重、自由表达，能够提升思考力，拓宽思维格局；打破了传统单向的、垂直的、机械的教学方式，改善了《病案信息学》以往枯燥、乏味、抽象的教学现状，充分做到"教"与"学"的互动，大大提升学生自主学习兴趣，提高学生讨论、分析、解决问题的能力，培养学生的临床思维能力。

注重课程思政与医学人文教育，课程思政始终贯穿于整体的教学内容中，让同学充分认识到学好编码目的是保证 DRG 数据的准确性，使医院获得合理医保偿付；使国家达到医疗资源利用标准化，有效控制医疗费用的不合理增长，在未来的岗位中，为建设健康中国做贡献；深入培植和熏染情感价值，使知识得以升华，同时培养学生的自信心；帮助学生有效构建新知识，使之"学有所得、所思、所悟"，并培养学生的问题意识，用"问题"点燃学生的智慧之火。

本次课的不足之处：

（1）模型过小，影响后排学生观察；模型应用与 PPT 图片结合点和方式还需要进一步调整。

（2）学生讨论时仅仅限于课本知识，查找资料有限，讨论不够深入，鼓励学生多到图书馆学习文献查找的方法，建立网络云盘进行资源共享。

续表

（3）小部分学生临床基础知识欠佳，课堂讨论及参与度不高。对于此问题，解决办法如下：课前强调复习相关基础知识；讲课过程中，适当在熟悉基础知识后再引出新问题，通过启发或提示的方式引导学生在解决问题的同时掌握新知识，并也应完善对学生课堂讨论的评价方法。课后加强与学生的交流与沟通，及时了解学生的学习情况及想法，另外可以通过QQ、微信平台，加强交流，提高学生主动学习的兴趣和能力。

设计者： 张帆　广西中医药大学附属国际壮医医院、壮医临床医学院医学信息管理教研室病案信息学课程教师。

第三节　《病案管理与法律法规》教学设计

6-3 教学PPT

课程章节	第十二章《病案管理与法律法规》	授课学时		1 学时
设计者	岑艳灵			
授课专业	信息管理与信息系统	授课年级		2020 级

一、导言（引起学习动机，导入主题）

通过向学生提问导入： "同学们，设想一下：若病案信息遭泄露，或因管理不当导致医疗纠纷，将引发何等后果？在信息化社会，法律如何保障病案信息安全，规范其管理？今天，我们将一起探秘《病案管理与法律法规》，探寻答案。"

二、学习目标 [知识、技能（能力）、学习态度与价值观（情感）]

1. 教学目标

知识目标：

学生能说出病案的归属权，了解病案与举证责任倒置，复述病案相关的法规。

技能目标：

学生通过理解病案管理相关法律法规知识，能分析实际案例，能运用法律条款解决病案信息管理中的合规问题。

学习态度与价值观（情感）目标：

通过本次课的学习让学生对病案相关法律法规有明确的认识，培养对未来工作岗位的工作认知，加强对职业的敬畏和责任感。

2. 教学重点和难点

重点： 病案管理法规体系、病案信息保密与隐私保护、病历书写规范及相关法律责任。

难点： 理解并应用法规条款处理实际病案问题，平衡病案信息利用与患者隐私权保护之间的关系。

三、学情分析与教学预测

1. 学情分析

（1）知识基础：本次课程授课对象为广西中医药大学信息管理与信息系统本科学生。前面的章节已学习过病案信息学的绪论、病案信息的组织管理和病案信息基础等，具备与此次课相关的知识基础。

（2）认知特点：学生已对病案信息基础理论知识有所了解，疾病和手术分类、社区卫生信息管理、随访、病案与医保等相关知识也已有所掌握，但是病案管理等专业知识尚未接触过。

（3）学习风格：学生有一定自主学习能力和理解能力，思维比较开阔。

（4）情感态度：采用"师生互动、生生互动、案例视频"等方式，调动同学们学习的积极性，提高同学们的学习热情和兴趣。

2. 教学预测

（1）讲解病案相关法律法规时，有些专业性强的知识比较难以理解，因此，在教学中采用多种方法与学生互动，如案例分析引导等，让同学更好理解，并提高学生学习兴趣。

（2）注重课程思政教育，让同学在学习新知识的同时，培养对未来工作岗位的工作认知，加强对职业的敬畏和责任感。

四、教学过程

1. 参与式学习的教学环节设计（设计促进学习者主动学习、积极参与的教学活动）

时间	授课者的工作	学习者的工作
3分钟	**导入 + 前测：** 同学们，在日常生活中，你们听说过哪些病案法律、法规吗？	观看视频，结合 PPT 进行思考。回答问题，记忆并了解概念，把握要点。
2分钟	观看视频，内容围绕真实发生的病案信息泄露事件及其引发的法律纠纷等严重后果展开。通过直观、生动的画面，让学生深刻理解病案管理不规范可能带来的风险，以及法律法规在保护患者隐私、维护医疗秩序中的重要作用。教师提问：同学们知道有哪些相关的病案法律法规？以此引起学生的注意，并思考回答，各抒己见；再引出本章学习"病案管理与法律法规"的概念，并进入今天的学习内容。	观看 PPT 并明确这次课程的学习目标。

时间	授课者的工作	学习者的工作
5 分钟	**PPT 展示学习目标：** **病案管理与法律法规** **学习目标：** **1、知识目标：** 能说出病案的归属权，了解病案与举证责任倒置，复述病案相关的法规。 **2、技能目标：** 通过理解病案管理相关法律法规知识，能分析实际案例，能运用法律条款解决病案信息管理中的合规问题。 **3、情感目标：** 通过本次课的学习让学生对病案相关法律法规有明确的认识，培养对未来工作岗位的工作认知，加强对职业的敬畏和责任感。	详细解读一则具有代表性的病案管理相关法律案件，从法律视角剖析案件中的关键环节，理解病案管理与法律法规的紧密关联。
5 分钟	（1）法律法规基础知识。 **一、法律原则** 法律原则是指在一定法律体系中作为法律规则的指导思想、基础或本源的综合的、稳定的法律原理和准则。法律原则无论是对法的创制还是对法律的实施都具有重要的意义。 我国立法的基本原则之一：立法必须以宪法为依据。 （2）病案法律基本问题。 **一、病案的法律属性** 《全国医院工作条例》规定："病案是医疗、教学和科研的重要资料，也是法律的依据"。 在医疗纠纷引发的法律诉讼中，病案作为医疗过程的原始证据，一经法庭认证，即为定案依据，对于医疗纠纷的定性和责任划分，起着关键性的决定性作用。	通过真实案例展示了解病案的法律属性，培养严谨治学的态度。 通过观看PPT、视频，了解病案的归属、病案形成、保存、借阅与复制等过程。

续表

时间	授课者的工作	学习者的工作
7分钟	**二、病案的归属** 2002年国务院发布的《医疗事故处理条例》第8条明确规定："医疗机构应当按照国务院卫生行政部门规定的要求，书写并妥善保管病历资料"。 国内现有法规文件中，均明确或者相应确定病历保管者应是医疗机构。在医疗纠纷引发的法律诉讼中，病案作为医疗过程的原始证据，一经法庭认证，即为定案依据，对于医疗纠纷的定性和责任划分，起着关键性的决定性作用。 （3）病案相关法规病案管理涉及的相关法规。 包括病案的保管、借阅与复制、保存时间、病历的封存与启封等。 **一、病案的形成** 第三条 病历书写应当客观、真实、准确、及时、完整、规范。 第七条 病历书写过程中出现错字时，应当用双线划在错字上，保留原记录清楚、可辨，并注明修改时间，修改人签名。不得采用刮、粘、涂等方法掩盖或去除原来的…… 第十条 对需取得患者书面同意方可进行的医疗活动，应当由患者本人签署知情同意书。……因实施保护性医疗措施不宜向患者说明情况的，应当将有关情况告知患者近亲属…… 资料来源：《病历书写基本规范》 **二、病案的保存** 第十条 门(急)诊病历原则上由患者负责保管。……住院病历由医疗机构负责保管。 **资料来源：《医疗机构病历管理规定（2013年版）》**	通过规范的病案借阅流程展示，认识病案相关工作的流程。 观看PPT，了解病案封存与启封的流程。

时间	授课者的工作	学习者的工作
3 分钟	**三、病案的借阅与复制** 公安、司法、人力资源社会保障、保险以及负责医疗事故技术鉴定的部门 法定证明、有效身份证明、有效工作证明。 资料来源：《医疗机构病历管理规定（2013年版）》 电子病历系统应当设置病历查阅权限，完整内容。 形式可以电子版或打印版病历（盖章） 资料来源：《电子病历应用规范（试行）》	观看 PPT，理解、思考并记忆。
	四、病案的封存与启封 **病案的封存** 封存电子病历具备条件： （4）病案管理与隐私权和个人信息保护。	观看 PPT。 思考并记忆要点。
5 分钟	**一、隐私权和病案中个人信息内容** 病案中患者隐私内容 	观看 PPT，理解、思考并记忆要点。

续表

时间	授课者的工作	学习者的工作
	二、病案利用中个人信息的保护 病案利用中患者隐私权的保护措施 立法保护　　强化法律法规意识 保障电子病历共享中的数据安全　保护措施　加强制度建设 加大软硬件投入　加强监督管理 （5）病案管理中患者的知情同意权。 **医疗机构告知义务内容** 医疗机构状况　告知内容　患者病情 医院规章制度　　患者治疗措施 诊断手段与措施　　医疗费用 医疗器械与药品　　科研及观摩活动 手术相关问题　　其他	观看PPT，理解并记忆知识要点。
5分钟	（6）病案与侵权责任。 **一、侵权责任与医疗损害责任** （二）《中华人民共和国民法典》中的医疗损害责任 　　患者在诊疗活动中受到损害，医疗机构或者其医务人员有过错的，由医疗机构承担赔偿责任。 　　医务人员在诊疗活动中应当向患者说明病情和医疗措施。需要实施手术、特殊检查、特殊治疗的，医务人员应当及时向患者具体说明医疗风险、替代医疗方案等情况，并取得其明确同意；不能或者不宜向患者说明的，应当向患者的近亲属说明，并取得其明确同意。医务人员未尽到前款义务，造成患者损害的，医疗机构应当承担赔偿责任。	观看PPT，了解医疗纠纷的防范。

时间	授课者的工作	学习者的工作
3 分钟	二、病案管理中医疗纠纷的防范 加强病案形成的过程管理 规避医疗纠纷，维护医护权益 加强质量监控	课堂小结，通过课堂测试强化对本节课程重要知识点的掌握。
2 分钟	课堂总结与小测： **总 结** 病历的保管：门急诊病历：本人、医疗机构（？） 　　　　　　住院病历：医院保管（？） 病历的复制：①申请复制人提供患者和代理人的身份证明和委托书； 　　　　　　②公安、司法等机构提供单位出具法定证明材料、工作证、身份证明。 课后思考： **病案管理与法律法规** 课后思考题 1．病历的封存有哪些具体规定？ 2．患者的隐私主要包括哪些内容？ 3．患者知情同意权主要包括哪些内容？	课后思考，加深印象，培养对未来工作岗位的工作认知，加强对职业的敬畏和责任感。

续表

2. 教学策略与方法选择

（1）教学策略

① 利用图片作为教学的切入点，以问题为导向，激发学生对即将学习内容的好奇心，鼓励他们带着问题进入课堂，从而培养他们的思考和分析能力。

② 课堂上采用互动式教学方法，通过提问与回答促进师生间、生生间的交流。同时，利用案例视频讲解，将理论知识生动呈现，增强学生的学习兴趣。为加深记忆与理解，设置课堂小测验，让学生在实践中应用所学，从而更加牢固地掌握课堂知识。

③ 课堂尾声时，安排课堂小测试和简短的回顾总结，不仅能帮助学生们再次巩固本节课的要点，加深记忆；还能让他们通过测试了解自己的掌握程度，从而更有针对性地查漏补缺。

④ 课程思政始终贯穿于整体的教学内容中，让同学充分认识到病案不仅是医疗的记录、更是法律文书，病案管理者必须持有高度的责任心和严谨的工作态度。旨在帮助学生提前了解未来工作岗位的要求，增强他们对职业的敬畏感和责任感。

（2）教学手段

① PPT：主要媒介，通过图文并茂的形式，条理清晰地串联起课程的每一部分内容，确保信息传递连贯且高效。

② 板书：精选关键点凝练书写，既帮助学生快速抓住重点，又通过手写过程加深记忆。

③ 雨课堂：布置并即时反馈课后练习题，促进知识的巩固与应用，实现线上线下教学的有机结合。

（3）教学方法

① 启发式教学：以贴近学生生活或专业领域的实际问题为导向，激发学生的好奇心与求知欲，引导他们主动思考，探索问题背后的逻辑与原理。

② 互动式教学：鼓励学生勇敢表达自己的见解，通过师生间、生生间的深入交流与讨论，充分挖掘学生的潜能。

③ 案例式教学：通过 PPT、视频展示真实或模拟的案例，让学生在情境体验中学习，激发学生的学习兴趣，在轻松愉快的氛围中掌握知识，提升能力。

3. 板书设计

黑板（白板）设计：

（1）病历书写应当客观、真实、准确、及时、完整、规范。

（2）门（急）诊病历原则上由患者负责保管。住院病历由医疗机构负责保管。

现代信息媒体设计：

（1）以 PPT 中的高质量图片作为课程导入，精心设计题目展示环节，旨在第一时间吸引学生的眼球，激发他们的学习兴趣与探索欲，为整堂课奠定积极活跃的氛围基调。

（2）适时穿插视频片段，不仅能够有效缓解学生可能出现的课堂注意力分散问题，还能以直观、生动的方式将学生带入学习情境，增强课程的吸引力和互动性，使知识传授更加高效且易于理解。

（3）通过课后习题，建立起一个学生自我评估与教师反馈的桥梁。这些习题旨在精准识别学生对课堂内容的掌握情况，特别是那些可能存在的知识薄弱点。根据收集到的数据，实施针对性的辅导与讲解，确保每位学生都能在个性化指导下巩固知识、弥补不足。

续表

五、教学效果测试（运用有效方式，了解学习者的学习成果）

1. 课内

（1）实施即时测试与开放性问题提问相结合的方法，旨在快速捕捉学生的兴趣焦点及了解其对关键知识点的理解程度。这种互动方式不仅促进了师生的直接交流，还能即时调整教学策略，确保教学内容与学生需求紧密对接。

（2）通过生动的视频案例，引导学生在观看过程中主动思考，鼓励他们从不同角度分析问题，增强学生的主动学习能力与批判性思维，从而在轻松的氛围中深化对知识的理解和记忆，实现知识的内化与迁移。

2. 课外

（1）指导学生高效查阅文献、课外资料的方法，提高学生自主学习能力，拓宽学生的知识面，显著提高他们对信息的筛选与鉴别能力，为学生终身学习奠定坚实的基础。

（2）精心设计课后作业，不仅考虑学生的学习进度和能力差异，同时兼顾知识点的多点覆盖，让每位学生都能在基础上获得成长，实现个性化的学习进步。

六、摘要或总结

在教育过程中，融入案例展示、视频分析等多样化教学手段，旨在弥补学生对知识点可能存在的理解空白。通过生动的视觉展示和实例解析，激励学生跳出传统思维框架，积极投身于课堂互动中。教学不仅仅追求知识的传递，更侧重于引导学生如何剖析问题、归纳总结，从而内化为他们的自主学习与批判性思维技能。同时，在课堂练习环节，强调正面激励与肯定，以增强学生的自信心和学习动力，进一步培养他们成为主动探索知识、善于独立思考的学习者。

七、学习资源

1. 教材选用

《病案信息学》（第 3 版），刘爱民主编，人民卫生出版社出版。

2. 学习网站

① 中国医院协会病案专业委员会网 http://www.zgbazwh.org.cn/。

② 广西中医药大学病案信息学课程中心网站。

③ 微信公众号：艾登病案。

八、教学反思

本课程能按照教学大纲和课程的要求完成教学任务，采用 BOPPPS 模型精心设计，确保教学目标清晰。课堂实践以学生为中心，通过导入活动和测试激发学生的参与热情。互动式教学贯穿始终，结合多媒体手段，如图表、视频，不仅增强学生的注意力，还通过观看分析视频促进深度思考，提升学习动力与兴趣。提问环节鼓励学生积极发言，拓展思维，自主学习能力得到有效提升。课程巧妙融入思政教育，借助案例视频使学生认识到病案管理的法律意义与专业严谨性，强化学生对职业责任和岗位尊重的理解，为未来职业生涯奠定坚实基础。

本次课程在激发学生热情与促进其深度思考上成效显著，但对学生个体差异的兼顾不足，未来需优化教学策略，确保每位学生都能在互动中积极参与、共同进步。

设计者： 岑艳灵　广西中医药大学附属国际壮医医院、壮医临床医学院医学信息管理教研室病案信息学课程教师。

6-4 教学 PPT

第四节 《实践课：疾病诊断主导词的选择》教学设计

课程章节	《实践课：疾病诊断主导词的选择》	授课学时	1 学时
设计者	韦智		
授课专业	信息管理与信息系统	授课年级	2020 级

一、导言（引起学习动机，导入主题）

在日常学习、工作中，我们常常会参加一些病案信息编写职业技能比赛，获得荣誉的同时也提高了编码技能；病案信息编写职业技能比赛其中一环节——编码实操：根据题目给出的疾病诊断或手术操作名称，选择主导词，使用工具书 ICD-10 及 ICD-9-CM-3 查找编码。提出"主导词是什么？有什么作用"的问题，以问题为导向引发学生思考；答疑"根据疾病诊断或手术操作名称准确地选择主导词，才能查找到正确的步骤和最终编码"。学生能够明白主导词选择的重要性，激发学生学习的兴趣和动力，导入本次学习内容。

二、学习目标 [知识、技能（能力）、学习态度与价值观（情感）]

1. 教学目标

本次实验课指导通过主导词选择及转换，掌握疾病各章节主导词选择原则，能够更全面了解和掌握主导词选择原则基础理论以及转换的原则、方法；加深对病案信息有关概念和理论的理解，进一步提高病案信息运用和分析能力。

知识目标：学生能通过师生互动、生生互动，准确说出主导词的选择原则。

技能目标：学生通过课堂讨论、生生互动，学会将主导词的选择原则与实际案例相结合，准确地选择主导词的技能，进一步加强理论与实践的结合。

学习态度与价值观（情感）目标：通过专业知识的学习，引导学生深刻理解与认识所学知识对于医学信息建设、"健康中国"建设、大数据智能信息化等各方面的重要意义，使学生在学习过程中逐渐树立专业荣誉感；夯实知识、精技强能，方能掌握今后工作所需的过硬本领。

2. 教学重点和难点

重点：主导词的选择原则。

难点："损伤、中毒和外因的某些其他后果"主导词的选择。

三、学情分析与教学预测

1. 学情分析

该班级的学生具有信息管理与信息系统知识基础，同时具备一定的主导词的选择理论知识，具有使用工具书查找编码的基本能力，但医学知识稍有欠缺，并且尚未接触过真正的案例，对于如何结合疾病诊断特点正确选择主导词还没有概念，通过重温理论知识，结合案例教学让学生对主导词的选择原则有更深入的了解。

续表

2. 教学预测

（1）由于学生欠缺临床医学各专科基础知识，且尚未接触过真正的临床病历，难以理解某些疾病诊断名称，分析各章节疾病诊断的主导词特点时会觉得抽象、吃力；有些同学在课堂中跟不上老师的思维，不能很好地运用工具书进行编码操作，可能会不甚理解老师所讲的知识，或者出现死记硬背的学习过程。在教学的过程中要用先易后难、由简入繁以及多次练习等方式提高学生的学习效率。同时，本课程在雨课堂设置了线上的学习时间，通过在线上提前发布本章节的相关内容，让学生课前进行自我预习，有一个前知的过程。

（2）主导词选择的内容专业性、理论性较强，部分学生在理论课上较轻松掌握知识点，少数学生因基础薄弱，学习效率较低。知之者不如好之者，好之者不如乐之者。在教学过程中一方面要顾及学生的学习兴趣，提升学生的学习动力；另一方面注意知识讲解的层次性，因实际情况而灵活调整教学进度和深度，帮助同学们增强对理论知识的掌握，从而保证每一位学生都有一定的收获。

（3）注重课程思政教育。帮助学生有效构建新知识，同时培养学生分析问题和解决问题的能力，提高主动探究知识的兴趣，树立学习的信心和增强专业自信。

四、教学过程

1. 参与式学习的教学环节设计（设计促进学习者主动学习、积极参与的教学活动）

时间	授课者的工作	学习者的工作
2分钟	**导入（B）:** 以"历届学生、教职工参加病案信息编写职业技能比赛"的方式，以及提出"主导词是什么？有什么作用？"的问题导入课堂，同时进行课程思政。	聆听、思考、对学习内容产生兴趣。通过结合比赛、平时工作对工具书的使用，进而产生对学习内容的兴趣和动力，对未来岗位的认知及责任心，意识到本次课程的重要性与必要性。
1分钟	**PPT 展示学习目标（O）:** 一、教学目标 1.知识目标: 学生能通过师生互动、生生互动，说出主导词的选择原则。 2.技能目标: 学生通过课堂讨论、生生互动，学会将主导词的选择原则与实际案例相结合，准确地选择主导词的技能，进一步加强理论与实践的结合。 3.学习态度与价值观（情感）目标: 学生深刻理解与认识所学知识对于医学信息建设、"健康中国"建设、大数据智能信息化等各方面的重要意义，使学生在学习过程中逐渐树立专业荣誉感；将知识夯实、精技强能，方能掌握今后工作中所需的过硬本领。 二、教学重点和难点 重点: 主导词的选择原则。 难点: "损伤、中毒和外因的某些其他后果"主导词的选择。	观看PPT并记忆要点，明确自己此次课的学习目标。

时间	授课者的工作	学习者的工作
3分钟	**测量学习新知前的知识储备（P1）：** 主导词："心肌病"，编码为I42.9 核对卷一：I42.9未特指的心肌病 主导词："病" 编码为I51.5 核对卷一：I51.5心肌变性 **实际工作中，需要参考实际病案，分析两个编码的区别** 心肌病主导词？	思考、作答。
30分钟	**参与式学习讲解新知（P2）：** （1）带领同学回顾理论知识点，并总结各章疾病主导词选择原则。 | 序号	主导词的选择原则	案例	
1	由疾病诊断中的临床表现担任，常被置于诊断术语的尾部	子宫直肠瘘 日光性皮炎 慢性会厌炎 胆囊扩张
2	病因可以作为主导词	梅毒性心肌炎 结核性脑膜炎
3	细菌、病毒通常不作为主导词	细菌性肺炎 病毒性肝炎
4	以人名、地名命名的疾病（或综合征），可以直接查找	克山病 里特病 阿尔卑斯山病
5	"综合征"可作为主导词，但其下的修饰词不含有人名和地名	过度换气综合征 成人呼吸窘迫综合征 胫前综合征 胸出口综合征	 （2）结合案例启发学生思考，理论应用于实践，便于学生快速理解。 **问题：** 帕金森综合征　　主导词？ **以人名、地名命名的疾病(或综合征)，可以直接查找** **答案：帕金森综合征或综合征**	观看、聆听、思考、记忆。 思考、作答。

续表

时间	授课者的工作	学习者的工作
	（3）完成随堂练习。 **实践练习题** 葡萄球菌性肺炎　　　　　细菌性肠炎 血吸虫病　　　　　　　　下颌骨成骨肉瘤 中度贫血　　　　　　　　视网膜母细胞瘤 股外侧皮神经综合征　　　儿童期慢性肉芽肿病 陈旧性巩膜磁性异物遗留　产伤性高位阴道裂伤 妊娠期胆汁淤积症　　　　新生儿环境性高热 狗咬伤　　　　　　　　　正中神经断裂 全身多处高压电烧伤　　　股骨骨折复位内固定术后感染 乐果意外中毒　　　　　　刀切伤（外因编码主导词） 糖耐量异常　　　　　　　更换膀胱造瘘管	思考；回答问题，或与其他学生共同纠错、分析和总结。
3分钟	**教学效果检测（P3）：** 问题： **鸡骨哽喉**　主导词？ 主导词:异物 　-气道 　--伴有阻塞，窒息 　---食物W79.-　　　P1525	思考、作答。
1分钟	**总结（S）：** 　　在板书过程中通过串联关键词，以思维导图的方式进行总结，强调重点。	观看、聆听、思考、背诵。

2. 教学策略与方法选择

本次实践课主要采用启发式、案例式教学、探究式、互动式教学等教学方式，强化师生互动、生生互动；通过理论知识点的回顾，加强学生对各章节疾病诊断主导词选择原则的理解和记忆；通过引导、分析、讨论、讲解和归纳总结等过程实施课堂教学。课下则还应用了雨课堂网络学习、交流等教学策略。

为了达到最佳课堂效果，在策略实施过程中营造"以问题为导向，促进学生思考"氛围，通过PPT，按照反应阶段逐层分析，反复讲解，强调其重要性；通过多媒体手段的教学及使用查码工具书演示疾病诊断主导词选择相结合的方式讲解，列表说明，方便记忆，使学生掌握主导词的特点及选择原则。

续表

3.板书设计

黑板（白板）设计：在总结时，用思维导图的形式板书。

现代信息媒体设计：利用PPT承载信息量大、图片处理便利、内容阐述简易等特点，结合本节课的内容制作符合《病案信息学》特点的多媒体课件。

（1）利用PPT清晰展示案例，导入课堂，引发学生的思考。

（2）在课前、课中、课后均使用的雨课堂平台信息化技术。

课前，教师用雨课堂平台发布预习材料和预习任务。通过平台上传的相关学习资料、讲解视频或者PPT，学生可以在课前自主学习。

课中，教师可以通过平台实时展示教学PPT、播放视频或音频材料，同时也可以进行在线提问、讨论和投票等活动。

课后，学生可以通过雨课堂回看上课时的视频、PPT等教学资料，再次学习和巩固不理解或遗忘的知识点，加强学习效果。

此外，教师还可以在雨课堂平台发布课后作业、思考题等，学生通过进一步的练习和思考，能够加深对知识点的理解和掌握。

五、教学效果测试（运用有效方式，了解学习者的学习成果）

1.**课内**：课堂练习要求学生全程全员参与，并采用随机抽查的方式让学生解答，其他学生共同纠错、分析和总结。

2.**课外**：通过雨课堂在线测试和课后作业检查学生学习效果。从学生的在线测试成绩和作业成绩可知学生基本掌握了理论知识点以及实操技能方法，在实践的过程中也能做到发现问题并主动查找解决问题的方法。

六、摘要或总结

课堂以学生为主体，采用案例、互助合作等方式，激发学生学习兴趣，使学生最终能准确选择主导词。采用师生互动的方式，让学生学习知识的同时深入思考，提高学习的积极性；培养学生的编码思维，锻炼他们的自学能力和探索能力。

作为病案编码员，准确选择主导词才能找到正确的疾病编码，将诊疗信息准确反映在病案首页上，在全国三级公立医院绩效考核和DRGs付费中真实体现医院的医疗技术水平，使医院获得合理的医保偿付，在未来的岗位中，实现人生价值和社会价值，为我国卫生事业做贡献！

七、学习资源

1.**教材选用**：《病案信息学》（第三版），刘爱民主编，人民卫生出版社出版。

2.**相关书籍**：编码工具书《ICD-10第一卷》《ICD-10第三卷》。

3.**学习网站**：中国医院协会病案专业委员会网 http://www.zgbazwh.org.cn/。

八、教学反思

本次课能按照教学大纲和课程的要求完成教学任务，教学设计按照BOPPPS模组进行，教学目标明确、思路清晰，重点、难点明确。

能较好地体现以"学生为中心"的教学理念，学生参与度高。除了传统的讲授教学方法，还融合了案例分析法、递进式提问等多种教学方法，优化了课堂，打破了传统单向的、垂直的、机械的教学方式，改善了病案信息学课程以往枯燥、乏味、抽象的教学现状，充分做到"教"与"学"的互动，真正体现了"学生为主体、教师为主导"的教学思想，提升学生自主学习兴趣，提高学生讨论、分析、解决问题的能力，培养学生的思维能力。

续表

本次课的不足之处：	
教学方法忽略了学生个体差异性，导致部分学生能快速、有效地融入课堂并完成互动，而部分学生不能及时掌握知识。同时，学生的兴趣爱好存在差异，对于引入课程的互动环节，部分学生积极参与并表现出浓厚的兴趣，而部分学生对此则反应平淡，因此今后可根据学生基础知识和应用能力的水平以及兴趣爱好的不同，分组因材施教，安排不同层次、不同内容的课程互动和自主学习设计。	

　　设计者： 韦智　广西中医药大学附属国际壮医医院、壮医临床医学院　医学信息管理教研室病案信息学课程教师。

第五节 《实践课：疾病诊断编码工具书查找》教学设计

6-5 教学 PPT

课程章节	《实践课：疾病诊断编码工具书查找》	授课学时	1 学时
设计者	郭雨西		
授课专业	信息管理与信息系统	授课年级	2020 级

一、导言（引起学习动机，导入主题）

　　在老师们的日常病案编码工作中，常常会发生一份完全相同的病历，总费用不变，可是最后医保偿付金额却出现大额亏损和有所盈利两种截然相反的结果，这是为什么呢？

　　原来是医生病案首页的主要手术操作和编码员修改的主要手术操作不一致，导致医保DRG 入组不一样、DRG 权重不一样，才使医保偿付金额产生巨大差异！

　　作为病案编码员需要准确选择病案首页的主要手术操作编码，使诊疗信息准确反映在病案首页，使医院获得合理的医保偿付，在未来的工作岗位上为"健康中国"做出贡献！

　　本次实践课通过主导词选择及转换，疾病编码、ICD-10 第三卷索引的应用、复杂诊断的主要典型操作实例手工查找等实操，使学生掌握疾病操作各章节编码规则和编码查找方法，全面了解和掌握病案信息基础理论，编码工具书查找方法及步骤；加深对病案信息有关概念和理论的理解，进一步提高病案信息运用和分析能力。

二、学习目标［知识、技能（能力）、学习态度与价值观（情感）］

　　1. 教学目标

　　知识目标： 学生能准确陈述疾病分类编码原则及查找步骤。

　　技能目标： 通过课堂讨论、生生互动，引导学生思考并参与到教学过程中，从被动学习变为主动学习，提升分析、解决问题的能力，构建医学思维；提高学生用工具书查找疾病编码的能力，进一步加强理论与实践的结合。

学习态度与价值观（情感）：通过强调病案信息学课程在医学信息建设和"健康中国"建设中的作用，增强学生学好课程的自信心，培养疾病分类编码员的责任感和使命感。通过鼓励学生参与师生互动并及时给予积极的肯定，树立学生学习的自信心。通过持续的疾病分类编码知识灌输和实践训练，培养学生对疾病分类编码的了解，对未来工作岗位的了解。

2. 教学重点和难点

重点：ICD-10 第 1～9 章疾病编码手工查找。

难点：ICD-10 肿瘤编码规则和编码查找方法。

三、学情分析与教学预测

1. 学情分析

（1）**知识基础**：本次课程受教群体为广西中医药大学信息管理与信息系统专业大三本科学生。他们已学习过解剖学、内科学等基础课程，具备与此次课相关的知识基础。另外，刚刚讲解完主导词的查找与查码工具书的运用，亦有利于本课程的学习。

（2）**认知特点**：学生目前具备一定的理论知识，但是尚未接触过真正的临床病历，对如何将编码规则理论知识与阅读病历相结合可能存在问题，对如何选择主要手术编码也存在较多疑问，医学基础知识也有所欠缺。

（3）**学习风格**：学生有一定的自学和独立思考的方法和能力，又具有较强的理解能力，思维活跃，同时喜欢信息化技术，如弹幕的使用，可以在课堂时间充裕情况下配合雨课堂平台在老师引导下积极参与课堂学习。

（4）**情感态度**：需要采用"激发兴趣、引导思考、参与教学、鼓励互动、培养情怀"等方式调动同学们的学习兴趣，维护好课堂纪律，避免同学们学习时注意力不集中，学习效率下降。

2. 教学预测

（1）该班级学生已经学习相关临床基础课程，并学习了《病案信息学》国际疾病分类和手术操作分类基础知识、主导词的查找和运用工具书查找编码。教学过程中，通过以医疗热点为切入、以问题为导向、编码实践为载体的方式，能较好地激发学生对学习内容的兴趣。

（2）注重课程思政与医学人文教育，通过信息管理与信息系统专业在医学信息建设和建设"健康中国"的作用，深入培植和熏染情感价值，使知识得以升华，同时培养学生的自信心；帮助学生有效构建新知识，使之"学有所得、所思、所悟"，并培养学生的问题意识，用"问题"点燃学生的智慧之火。

（3）由于信息管理与信息系统的学生欠缺临床医学各专科基础，学习疾病知识会觉得抽象、吃力；教师运用声像、案例分析讲授分类规则，由浅入深讲解，有效激发学生学习兴趣，提升学生的学习动力，帮助学生增强对理论知识的掌握，培养学生的实际病案编码能力。

四、教学过程

1. 参与式学习的教学环节设计（设计促进学习者主动学习、积极参与的教学活动）

时间	授课者的工作	学习者的工作
2分钟	**导入（B）:** 以"医保DRG入组不一样、DRG权重不一样，才使医保偿付金额产生巨大差异"的话题导入，同时进行课程思政（目前，DRG付费方式改革工作正稳步向前推进，为加快推进DRG付费改革工作，提升基本医疗保险定点医疗机构住院病案首页质量，营造"学编码、用编码、会编码"良好氛围。每年全国、全区都会有很多相关比赛，这证明我国非常重视DRG付费改革工作。我们作为编码员，要充当好翻译员、质控者、建桥者的角色，保证病案首页填报质量，帮助医疗机构准确获得医疗服务补偿，助力支付改革稳步推进，助力"健康中国"），强调本次课程的重要性与必要性。 	聆听、对学习内容产生兴趣。通过结合比赛、平时工作对工具书的使用，进而产生对学习内容的兴趣，对未来岗位的认知及责任心，意识到本次课程的重要性与必要性。
1分钟	**PPT展示学习目标（O）:** 	观看PPT并记忆要点，明确自己此次课的学习目标。

续表

时间	授课者的工作	学习者的工作
2分钟	**测量学习新知前的知识储备（P1）：** 	思考、作答；听教师讲解、分析题目。
30分钟	**参与式学习讲解新知（P2）：** （1）回顾理论知识点。 （2）结合案例启发学生思考，理论应用于实践，便于学生快速理解。 （3）指导学生使用编码工具书查找疾病诊断编码，培养学生动手和问题分析能力。 （4）生生互动：6～7位同学组成小组，通过合作查找工具书，找出疾病的编码。并且开展小组比赛，比较哪个小组编码又快又准，培养同学们团结合作、奋发拼搏的精神风貌。 （5）师生互动：以启发式、递进式的方法进行提问，学生回答老师提出的问题，其他小组可补充或反驳，有利于学生对重点知识的掌握。并及时给予积极的肯定，树立学生学习的自信心。	观看、聆听、思考、记忆。 使用教学工具书查找主要诊断，培养动手和问题分析能力；思考，听教师讲解及回答问题。

续表

时间	授课者的工作	学习者的工作
	◢◤ 广西中医药大学 在给肿瘤进行编码时，正确的方法是（　）。 A. 直接查找形态学编码 B. 直接查找部位编码 **C. 首先查找形态学编码，再根据指示查找部位编码** D. 首先查找部位编码，再根据指示查找形态学编码 肿瘤的部位编码直接在形态学后面给出。例如：胃淋巴肉瘤，查找淋巴肉瘤，得到正确的编码是C85.0 M9592/3。如果先在肿瘤表中查胃恶性肿瘤的编码，得到C16.9是一个错误的编码，因为淋巴肉瘤是不分部位的。 肿瘤编码查找步骤如下： 1. 确定肿瘤形态学的主导词； 2. 在卷三的第一部分索引中查找肿瘤形态学编码； 3. 在第一卷中核对肿瘤的形态学编码； 4. 根据形态学编码的指示在索引中（P1364-P1406）肿瘤表的相应栏内查找肿瘤的部位编码； 5. 在第一卷中核对肿瘤的部位编码。 ◢◤ 广西中医药大学 根据肿瘤的交搭跨越在ICD-10中的分类情况，当两个或两个以上的肿瘤部位发生在同一类目时，应分类在该类目的（　），除非索引另有特指。 A. .0　　B. .1　　C. .8　　D. .9 ①肿瘤的交搭跨越，原发部位不明确的肿瘤，如果肿瘤涉及两个或两个以上相邻的部位称为交搭跨越恶性肿瘤。 ➤ 类目相同，亚目不同的肿瘤，编码到该类目的.8中。如果索引另有特指，则按指示编码。 ➤ 类目不相同，按归属的系统分类。 ➤ 跨越系统的肿瘤，将其分类于C76.8。 ②井号（#）：只用于第三卷索引的肿瘤表中。表明当肿瘤标有井号时，如果肿瘤是鳞状细胞癌或上皮细胞癌，则分类到该部位的皮肤恶性肿瘤；如果肿瘤是乳头状瘤，则分类于该部位的皮肤良性肿瘤。 ③菱形号（◇）：只用于第三卷索引的肿瘤表中，表明需要确认是否为骨或牙的原发肿瘤，当形态码在"M918-M934"骨源性和牙源性。 ◢◤ 广西中医药大学 关于"见"与"另见"，下列说法正确的是（　）。 A. "见"必须参照执行 B. "见"后跟着"情况"两字则表示主导词选择错误，必须重新选择 C. "见"后跟着一个主导词，表示要按所提供的主导词查找 D. "另见"需根据具体情况选择是否需要参照执行 E. "另见"必须参照执行行 第三卷第一索引中肿瘤形态学后跟随的"见"或"另见 肿瘤……"，指示到肿瘤表中查找肿瘤的部位编码。 —表皮内(M8070/2) - 见 肿瘤，原位 ——鳞状细胞，鲍恩型(M8081/2) - 见 肿瘤，皮肤，原位 —表皮样(M8070/3) - 另见 癌，鳞状细胞	思考、作答。

续表

时间	授课者的工作	学习者的工作
2分钟	**广西中医药大学** 我国临床上颈椎病的特定含义是指（　），乳腺增生是指（　）。 A. 颈椎骨性关节炎，乳房纤维囊性病 B. 颈椎炎，乳房纤维囊性病 C. 颈椎骨性关节炎，乳腺纤维增生 D. 颈椎关节损伤，乳房囊性病 颈椎病是一个广义的诊断，多指老年性退行性病变，包括颈椎的任何疾病。如：骨性关节炎，椎间盘脱出、椎管狭窄、颈椎裂等，我国临床上的特定含义是指颈椎骨性关节炎。 乳腺增生是临床常用的俗称，临床医师将乳腺肥大也诊断为乳腺增生，我国临床上，常指的乳腺增生是一种非肿瘤性的乳腺结节病，乳房纤维囊性病又称乳腺纤维病。 **广西中医药大学** 第十五章 妊娠、分娩和产褥期是对其（　）的分类，从时间上可分为（　），此章最佳主导词分别是（　）、（　）、（　）。 A. 并发症，三个阶段，妊娠，分娩，产褥期　　B. 合并症，三个阶段，妊娠，怀孕，产后 C. 并发症，四个阶段，怀孕，分娩，生产　　D. 伴随病，四个阶段，怀孕，分娩，产褥期 **妊娠**　　**分娩**　　**产褥期** 胚胎和胎儿在母体内发育成长的过程（卵子受精一胎儿及其附属物自母体排出）。　妊娠满28周后，胎儿及其附属物由母体娩出的过程。　从胎盘娩出至产妇全身各器官恢复至正常非孕状态所需时（乳腺除外）一般为6-8周。 **广西中医药大学** **急性出血性肠炎　A09.0** 主导词：肠炎 　　　-见小肠炎 　　　查小肠炎 　　　-急性 　　　--出血性　核对卷一，正确 （小肠炎—出血性（急性）K55.0，核对卷一指小肠结肠炎，所以K55.0查找步骤错误）。	观看、聆听、思考、背诵。 观看、聆听、思考并课后完成，下节课进行汇报。

续表

时间	授课者的工作	学习者的工作
2 分钟	**广西中医药大学** 脑囊虫病　　B69.0+G94.8* 主导词：猪囊尾蚴病（囊虫病） 　　　　-脑　B69.0+G94.8* 　　　　核对卷一，正确 脑囊虫病是由猪带绦虫囊尾蚴感染所致的中枢神经系统寄生虫疾病。因误食猪带绦虫卵而感染，也可因体内有猪带绦虫寄生而自身感染。根据囊尾蚴寄生部位的不同，临床上分为脑囊尾蚴病、眼囊尾蚴病、皮肌型囊尾蚴病等，其中以寄生在脑组织者最严重。 患此病后脑组织及大脑中枢损伤严重，头疼、浑身无力、肢体运动障碍，最严重的是继发癫痫，视物不清，甚至失明等。 **广西中医药大学** 外耳带状疱疹　　B02.8+H62.2* 主导词：查带状疱疹-见 疱疹性，带状疱疹 　　　　查疱疹 　　　　-单纯性 　　　　--外耳　B00.1+H62.1* 　　　　核对卷一，以上错误 正确查耳炎-外--见于---带状疱疹　B02.8+H62.2* 　　　　核对卷一，正确	
1 分钟	**教学效果检测（P3）：** **广西中医药大学** **二尖瓣闭锁不全伴主动脉瓣狭窄　I08.0** 主导词：关闭不全 P389 　　　　-二尖瓣 　　　　--伴有 　　　　---主动脉瓣疾病（未特指病因）　I08.0 核对卷一，正确 P380 **心脏瓣膜病的假定分类** 假定为风湿病病因的编码：二尖瓣闭锁不全 I34.0 / 肺动脉瓣闭锁不全 I37.1 / 主动脉瓣闭锁不全 I35.1 / 肺动脉瓣狭窄 I37.0 / 主动脉瓣狭窄 I35.0 假定为风湿性病因的编码：三尖瓣闭锁不全 I07.1 / 二尖瓣狭窄 I05.0 / 三尖瓣狭窄 I07.0 / 多瓣膜疾病 I08	

时间	授课者的工作	学习者的工作
	总结（S）： 高度凝练本节课的重难点内容，起到画龙点睛的作用。并给学生布置在线课程的相关作业和讨论。 *广西中医药大学* **总结：疾病诊断一般编码规则** （1）不管是传染还是感染，都要以"感染"为主导词来查找。"传染"不能作为主导词，传染性口角炎可以直接查找。 （2）对于寄生虫的感染要以"侵染"为主导词查找，在感染下也可以查找，但不如侵染的主导词直接、简便。 （3）未指明是继发按原发。如果诊断没有指明是继发性的肿瘤，索引中也没有其他说明，则肿瘤编码按原发性处理。 （4）息肉一般不是肿瘤，属瘤样病变。如果在"息肉"主导词下找不到部位，可以"病"做主导词。 （4）当对运输事故的描述中，没有指出受害者的角色，而只指出是事故、碰撞、坠毁、失事等则受害者被假定为运载工具的人员或乘员。 （5）当没有指出中毒的具体原因时，假定为意外中毒分类。 **布置课后思考题：** 将案例作为思考内容，让学生找出其中的疾病编码。并以翻转课堂的形式，让学生代表在下节课中作为"老师"上台为其他学生讲授答案。 …… *广西中医药大学* **ICD-10编码技能** **熟能生巧** 多实践、多思考、多操作—做大量练习题、不断总结 又快又准完成操作，提高编码准确率和速度	

时间	授课者的工作	学习者的工作

2. 教学策略与方法选择

教学策略：

（1）整合式学习：通过将课程内容与当前医疗领域的实际问题相结合，使学生能够在实际情境中应用理论知识，增强学习的实践性和针对性。

（2）情景模拟：利用模拟软件或案例研究，让学生在模拟的医疗环境中进行编码实践，提高他们对复杂情况的应对能力。

（3）分层教学：根据学生的不同学习水平和需求，提供不同层次的教学内容和练习，确保每个学生都能在自己的节奏上取得进步。

（4）反思性学习：鼓励学生在课后进行自我反思，识别学习中的不足，并制定改进计划，培养自主学习的能力。

（5）跨学科融合：将病案信息学与其他学科如医学伦理、卫生政策等进行交叉融合，拓宽学生的视野，促进综合能力的提升。

教学手段：

（1）PPT：主要媒介，串联各部分内容。

（2）解剖模型：直观展示心脏解剖形态。

（3）动画视频：形象理解冠脉支架置入路术式。

（4）工具书：带动学生主动学习并融入课堂。

（5）板书：凝练重点，加深印象。

（6）雨课堂：回顾知识点、回看学习视频、完成课后思考题。

教学方法：

（1）探究式学习：引导学生提出问题、搜集信息、分析讨论和得出结论的过程，培养他们的批判性思维和解决问题的能力。

（2）协作学习：通过小组合作项目，促进学生之间的交流与合作，提高团队协作能力，同时通过集体智慧解决问题。

（3）案例教学：选取真实或虚构的医疗案例，让学生在分析案例的过程中学习编码规则和方法，增强学习的生动性和实用性。

（4）翻转课堂：利用在线平台和资源，让学生在课前预习新知识，课堂上则更多地进行讨论、实践和深化理解。

（5）技术辅助教学：运用多媒体、信息技术等手段，提高教学的互动性和趣味性，同时利用在线平台进行课后复习和作业提交，提高学习效率。

（6）评价与反馈：通过形成性评价和总结性评价相结合的方式，及时给予学生反馈，帮助他们了解学习进展和需要改进的地方。

续表

3. **板书设计**

黑板（白板）设计： 在总结时，用思维导图的形式板书。

现代信息媒体设计： 利用 PPT 承载信息量大、图片处理便利、内容阐述简易等特点，结合本节课的内容制作符合病案信息学课程特点的多媒体课件。

（1）利用 PPT 清晰展示案例，导入课堂，引发学生的思考。

（2）在课后均使用雨课堂平台信息化技术，帮助学生课后回顾知识点、回看学习视频、完成课后思考题，辅助提高学生的学习兴趣，增强知识点的记忆。

五、教学效果测试（运用有效方式，了解学习者的学习成果）

为了全面评估学生的学习成果，我们采用以下多元化的测试方法。

（1）即时反馈：在课堂讲解和互动过程中，通过提问和观察学生的反应，收集即时反馈，了解学生对知识点的掌握情况。

（2）课堂小测：设计简短的课堂测试，涵盖当堂课的关键概念和技能点，以检验学生对新知识的理解和应用能力。

（3）小组项目：通过小组合作完成的项目，评估学生的团队协作能力、沟通技巧以及对专业知识的综合运用。

（4）案例分析报告：要求学生独立或以小组形式完成对特定医疗案例的编码分析，以书面报告的形式提交，评估其分析和解决问题的能力。

（5）实践操作考核：在模拟或实际的医疗环境中，对学生进行编码操作的考核，以评估其实践技能和专业判断水平。

（6）自我评估与同伴评价：鼓励学生进行自我评估，同时开展同伴评价，以促进学生自我反思和相互学习。

（7）在线互动平台：利用在线学习管理系统，进行定期的在线测验和讨论，跟踪学生的学习进度和参与度。

（8）课后作业和反思日志：布置课后作业，要求学生在完成作业的过程中进行反思，记录学习过程中的体会和困惑。

（9）期中和期末综合评估：通过期中和期末考试，综合评估学生对课程内容的掌握程度，包括理论知识、实践技能和批判性思维。

（10）持续的学习档案：建立学生的学习档案，记录学生在整个学期中的学习活动、进步和成就，作为持续评估的一部分。

续表

六、摘要或总结

掌握疾病各章节主导词选择、编码规则和编码查找方法，使学生全面了解和掌握病案信息基础理论，编码工具书查找方法及步骤；加深对病案信息有关概念和理论的理解，进一步提高病案信息运用和分析能力。

目前 DRG 付费正进行得如火如荼，公立医院绩效考核正在拉开序幕，在 DRG 广泛应用之际，编码员必须扮演好"翻译者""质控者""建桥者"的角色，通过阅读病历纠正偏差，做到归类准确，降低编码错误率，以控制好病案首页数据质量尤其是疾病诊断及手术操作编码信息，为 DRG 的顺利运行夯实基础。

七、学习资源

1. **教材选用：**《病案信息学》（第 3 版），刘爱民主编，人民卫生出版社出版。

2. **相关书籍：** 编码工具书《ICD-10 第一卷》《ICD-10 第三卷》。

3. **学习网站：**

① 中国医院协会病案专业委员会网 http://www.zgbazwh.org.cn/。

② 广西中医药大学病案信息学课程中心网站。

八、教学反思

本次课能按照教学大纲和课程的要求完成教学任务，整节课教学目标明确、思路清晰，重点、难点明确。注重课程思政，积极探索病案信息学课程思政的建设内容和实施路径，课程思政始终贯穿于整体的教学内容中，培养学生的自信心。授课体现以"学生为中心"的教学理念，在对病案信息学课程进行教学反思时，我们认识到课程设计紧密结合医疗实践有效提升了学生兴趣，而互动教学和多媒体技术的应用也显著提高了课堂的参与度和学习效率。然而，我们也发现存在部分学生参与度不高，时间管理有待优化，实践环节的指导和反馈需要加强等问题。针对这些问题，我们计划采取个性化教学策略，重新规划课堂时间，增加实践操作的指导，积极收集并分析学生反馈，及时调整教学内容和方法。同时，我们将持续更新教学资源，探索创新教学方法并深化课程思政的融合，以培养学生的社会责任感和专业使命感。通过这些措施，我们期望不断提升教学质量，更好地满足学生的学习需求。

设计者： 郭雨西　广西中医药大学附属国际壮医医院、壮医临床医学院　医学信息管理教研室病案信息学课程教师。

6-6 教学 PPT

第六节 《实践课：手术操作编码工具书查找》教学设计

课程章节	《实践课：手术操作编码工具书查找》	授课学时	1 学时
设计者	叶贤凯		
授课专业	信息管理与信息系统	授课年级	2020 级

一、导言（引起学习动机，导入主题，结合思政）

同学们今天我们将练习手术操作的编码的查找。它的作用是将临床医生书写的手术操作名称，通过编码规则形成统一的、标准的和规范的数据。这些数据不仅可以运用于国内与国际交流、医院的医疗、科研与教学、医院管理需要、医保医疗付款制度，为社会的发展贡献力量；根据最新的文件还将运用于医疗体系的职称晋升考核。

下面我们将结合课本的基础知识进行临床手术操作的编码练习，通过练习帮助大家掌握课本的知识，提升手术操作编码技能。

二、学习目标 [知识、技能（能力）、学习态度与价值观（情感）]

1. 教学目标

知识目标：

（1）通过教师编码案例讲解使学生能正确陈述手术操作编码查找步骤。

（2）通过手术操作编码实际操作和小组竞赛使学生熟练使用工具书查找手术操作分类编码。

技能（能力）目标：

（1）**确定主导词的能力：** 分析手术操作名称中部位、术式、入路、疾病性质等组成因素，确定主导词。

（2）**正确编码思维：** 认识到以部位、术式、入路、疾病性质为线索，确定主导词后逐级查找，核对编码时认真阅读类目下的说明、包括与不包括内容的编码思维。

（3）**编码能力：** 学生通过编码练习、课堂讨论、老师讲授等教学过程，拥有运用手术操作编码规则对临床手术操作名称进行正确编码的能力。

学习态度与价值观（情感）目标：

（1）**情感价值：** 培养编码员的责任感和使命感，保障医疗信息数据准确。

（2）**学习自信：** 通过实际的编码练习让学生掌握编码知识，及时给予积极的肯定，树立学生学习的自信心。

（3）**岗位自信：** 对手术操作名称的编码是通过对临床诊疗信息的加工处理，产生正确、通用的医疗数据，使临床的诊疗数据能够为临床医学研究、医院绩效改革、医保支付方式改革、国家卫生健康事业建设做出贡献。

2. 教学重点和难点

重点： 手术操作分类各章节编码规则的掌握。

难点：

（1）血管支架置入术编码规则和编码查找方法；

（2）关节置换修复术编码规则和编码查找方法；

（3）瓣膜手术编码规则和编码查找方法。

三、学情分析与教学预测

1. 学情分析

（1）知识基础：已经学习了疾病和手术编码的基础知识，掌握了疾病与手术操作编码的编码规则，在老师的带领下进行了疾病编码的实践练习。

（2）认知特点：学生目前具备一定的理论知识，但是尚未接触过真正的临床手术操作编码，对如何将编码规则理论知识与实际相结合可能存在问题，对如何选择主要手术编码也存在较多疑问，医学基础知识也有所欠缺。

（3）学习风格：学生有一定的自学和独立思考的方法和能力，又具有较强的理解能力，思维活跃。

（4）情感态度：需要采用"激发兴趣、引导思考、参与教学、鼓励互动、培养情怀"等方式调动同学们的学习兴趣，维护好课堂纪律，避免同学们学习时注意力不集中，学习效率下降。

2. 教学预测

（1）该班级学生已经学习相关临床基础课程，并学习了《病案信息学》国际疾病分类和手术操作分类基础知识、主导词的查找和运用工具书查找编码。教学过程中，通过基础知识回顾和实例带教切入、以问题为导向、编码实践为载体的方式，能较好地激发学生对学习内容的兴趣。

（2）编码练习时因为手术操作名称涉及医学解剖知识、临床疾病诊断知识，学生难以理解手术，不知如何编码，容易引起厌学情绪。因此，在教学中采用多种与学生互动方法，如：小组讨论、互助合作，既能让学生感觉学习不枯燥，又能加深对知识点的学习、记忆，提高学习效果。

（3）学生尚未接触过真正的临床病历，由于信息管理与信息系统的学生欠缺临床医学各专科基础，学习手术操作分类知识会觉得抽象、吃力；教师运用案例分析讲授如何编码，由浅入深讲解，有效激发学生学习兴趣，提升学生的学习动力，帮助同学增强了对理论知识的掌握的同时，培养了同学们的实际病案编码能力。

四、教学过程

1. 参与式学习的教学环节设计（设计促进学习者主动学习、积极参与的教学活动）

时间	授课者的工作	学习者的工作
1.5 分钟	导入： （1）讲授：同学们今天我们将练习手术操作的编码的查找。它的作用是将临床医生书写的手术操作名称，通过编码规则形成统一的、标准的和规范的数据。这些数据不仅可以运用于国内与国际交流、医院的医疗、科研与教学、医院管理的需要、医保医疗付款制度，为社会的发展贡献力量；根据最新的文件还将运用于医疗体系的职称晋升考核。	观看 PPT 并了解手术操作编码的工作及手术操作编码数据的用途与意义。

时间	授课者的工作	学习者的工作
	下面我们将结合课本的基础知识进行临床手术操作的编码练习，通过练习帮助大家掌握课本的知识，提升手术操作编码技能。 　　（2）课程思政：通过列举编码数据的巨大作用，培养学生作为编码员的岗位责任感与自豪感。 病案首页的数据不仅可以运用于①国内与国际交流；②医院中的医疗、科与教学；③医院管理的需要；④医保医疗付款制度，为社会的发展贡献力量；根据最新的文件将用于医疗体系的职称晋升考核。	
1分钟	PPT展示知识目标和技能目标，确定本次课程主要学习目标。 **手术操作分类实践** **知识目标：** （1）掌握手术操作编码的正确查找步骤。 （2）掌握手术操作分类各章节的手术操作编码规则。 **技能（能力）目标：** （1）确定主导词的能力：分析手术操作名称中部位、术式、入路、疾病性质等组成因素，确定主导词。 （2）正确编码思维：认识到通过部位、术式、入路、疾病性质为线索、确定主导词后逐级查找、核对编码时认真阅读类目下的说明、包括与不包括内容的编码思维。 （3）编码能力：学生通过编码练习、课堂讨论、老师讲授等教学过程，拥有运用手术操作编码规则对临床手术操作名称进行正确编码的能力。	观看PPT并明确这次课程的学习目标。

时间	授课者的工作	学习者的工作
0.5 分钟	PPT 展示本次学习重点难点。 **手术操作分类实践** **重点：手术操作分类各章节编码规则的掌握。** **难点：** **1.血管支架置入术编码规则和编码查找方法；** **2.关节置换修复术编码规则和编码查找方法；** **3.瓣膜手术编码规则和编码查找方法。**	观看 PPT 并明确这次课程的学习重点。
3 分钟	**知识回顾：** （1）开展基础知识回顾，强调课本的基本编码知识。 ■ 欢迎使用「长江·雨课堂」 **时间：3分钟** 1.ICD-9-CM-3分为＿＿和＿＿两个部分。 2.ICD-9-CM-3的类目表分为＿章，除＿＿＿章外，其他章均按解剖系统分类。 3.手术操作名称的主要成分是＿＿＿＿＿＿，其中＿＿＿＿是手术操作名称的核心轴心。 4.在类目表核对编码时经常见到"另编码任何同时进行的操作"，这时如果确定做了某一操作，那就应该再编一个手术码，这种情况叫"＿＿"。 5.省略编码：<u>请解释什么情况下手术操作会省略编码</u>。	通过雨课堂线上完成前测，进行手术操作分类编码知识的回顾，使老师了解学生的知识掌握程度。

时间	授课者的工作	学习者的工作
5分钟	（2）对难点手术操作编码知识回顾学习与梳理，并结合课堂实践的方式，加强学生对手术操作分类编码规则的理解，为手术操作编码难点实践练习做好准备。	观看PPT深入学习难点手术并掌握其主导词与编码规则，为实践练习作好准备。

（一）血管支架置入术的编码规则

分类时应首先确定置入支架的部位；其次确定支架类型；再次确定同时进行的操作，如血管成形术、动脉粥样硬化切除等，需给予附加编码，同时确定操作血管的数量(00.40－00.43)及置入支架的数量(00.45－00.48)；最后确定是否有分叉血管的操作(00.44)，以体现临床医师的技术难度。

编码查找导图

主导词：插入

插入部位

冠状动脉　　　　非冠状动脉（颅内动脉、颅外动脉、颈动脉）

支架类型

药物涂层支架、　　药物洗裸支架　　　　脱支架

（二）关节置换修复术:对关节假体进行修复

图1　　图2

患者因（图1）股骨粗隆间骨折做了髋关节置换，（图2）为髋关节置换术后影像检查结果。过了好多年后，由于（图2）中假体材料的磨损，需要做第二次置换手术。因此，关节置换编码时，需要区分是初次人工关节置换，还是对人工关节的修复。

关节置换修复术编码规则:

1.髋关节置换修复术的分类，根据其修复成分的不同，如全髋、髋臼、股骨、仅髋臼衬垫和/或股骨头，编码为00.70－00.73。关节假体有不同的材质，其承重面的材料主要包括金属与聚乙烯、金属与金属、陶瓷与陶瓷、陶瓷与聚乙烯等，在分类时需要编码为00.74－00.78附加说明。

2.膝关节置换修复术的分类，同样根据其修复成分的不同，如全膝、胫骨、股骨、髌骨、胫骨衬垫编码为00.80－00.84。

(三)心脏瓣膜手术编码规则

心脏瓣膜手术主要分为两类: 瓣膜成形术和置换术。
1. 瓣膜成形术　主导词: 瓣膜成形术
　1.1手术入路: 经皮/开放
　　经皮的球囊瓣膜成形术 (35.96)
　　开放性心脏瓣膜成形术 (35.1)
　1.2具体瓣膜:
　　二尖瓣经皮球囊瓣膜成形术
　　主动脉瓣经皮球囊瓣膜成形术
　　肺动脉瓣经皮球囊瓣膜成形术
2. 瓣膜置换术　主导词: 置换
　2.1手术入路:
　　开放性瓣膜置换术 (35.2)
　　血管内主动脉瓣膜置换术 (35.05)
　2.2具体瓣膜:
　　主动脉瓣置换术、二尖瓣置换术、三尖瓣置换术
　2.3具体置换瓣膜的材料
　　生物瓣膜置换、机械瓣膜置换
通过以上内容，可以清晰地了解心脏瓣膜手术的分类及其具体操作方式。

注意是否另编码"体外循环"

续表

时间	授课者的工作	学习者的工作
2分钟	**手术操作编码查找学习：** （1）编码查找学习：展示手术操作分类的编码查找及编码查找要点及编码查找注意事项。 **手术操作编码查找的具体步骤** 1.确定主导词　　2.查找索引　　3.在类目表中核对编码 1.如何确定主导词？ 　手术操作的主导词一般以手术方式或操作方法为主导词，通常位于术语的尾部（...切除术、...修补术）； 　手术部位结合基本术式(部位+术式的核心轴心　胃切除术)； 　人名命名的手术直接查找。 2.如何在索引中查找？ 　在主导词下按一级修饰词（仅有一个"-"的修饰词），二级修饰词...逐级查找。 3.在类目表中核对编码需要注意什么？ 　章、类目和亚目中的"注释""包括""不包括"等解释。例如产科直肠修补术，如果通过修补术-直肠查到编码48.79，在核对编码时的不包括"近期产科裂伤(75.62)"。	通过PPT中的问题，跟随老师讲解重新梳理编码的正确查找方式与查找步骤。
2分钟	（2）编码查找练习：结合课程的重点难点出题，通过带领学生对例题进行手术操作编码查找训练，帮助学生掌握正确的操作方式。 **例1：股动脉药物洗脱支架植入术**　00.55　另编码：39.50其他非冠状血管成形术；17.56其他非冠状动脉粥样硬化切除术；00.45-00.48置入血管支架数量；00.40-00.43治疗血管数量；00.44分叉血管操作 主导词：插入p448 　　-支架 　　-动脉 　　--非冠状血管 　　---周围的 　　----药物洗脱 00.55 **核对类目表正确** **例2：肺动脉瓣切开扩张术**　35.13　另编心肺搭桥[体外循环][心肺机]39.61 主导词：瓣膜成形术 　　-心脏 　　--肺动脉瓣35.13 **核对类目表正确**	使用工具书及结合课本，跟着老师学习如何进行手术操作分类的编码查找。

续表

时间	授课者的工作	学习者的工作
20 分钟	**手术操作编码实践：** 　　针对课程中的难点内容出题，通过学生组成学习小组共同完成编码练习，老师巡视课堂并解决同学们在练习中遇到的问题。并分阶段讲解掌控学生练习进度，避免练习结束时，小组之间练习进度差距过大，影响学生得到充分的锻炼。	组成学习小组共同完成编码练习，在练习过程中可以相互讨论、查找课本、咨询老师，通过完成练习题掌握手术操作分类编码。

编码提示： 1.主导词不明白先去书中找　2.编码逐级找，切不可跳级　3.查找层级要正确，不可生搬和硬套　4.查找过程"见"是必须见　5.类目核对要仔细，包括不包括要分清　6.编码不是简单事，少编多编很复杂

题目	查找步骤	相关知识点
1.大剂量白介素-2静脉注射	注射 -抗肿瘤的物质 – 大剂量白介素-2 00.15	药物制剂使用 1 新的肿瘤药物00.1 2.99.1-99.2 主导词：注射（皮下、肌内、静脉）、输注（动静脉、管腔）、灌注
2.颈动脉药物洗脱支架置入术	插入-支架-- 动脉- --非冠状血管 - - - -颈动脉 - - - - -药物洗脱　编码00.55	另编码：39.50其他非冠状血管成形术；17.56其他非冠状动脉粥样硬化切除术；00.45-00.48置入血管支架数量；00.40-00.43治疗血管数量；00.44分叉血管操作
3.脊髓蛛网膜下腔—腹腔内引流术	引流-脊髓的 "见"分流，脊髓的 分流- 脊髓的- -蛛网膜下腹膜的	"见" 是必须见
4.海绵窦脓肿引流术	引流-脓肿（另见引流，按部位和切开，按部位） 方法1.引流-脑，脑的..... 01.39 方法2.切开-脑 01.39	"另见" 是也要见，切开引流可以互用

编码提示： 1.主导词不明白先去书中找　2.编码逐级找，切不可跳级　3.查找层级要正确，不可生搬和硬套　4.查找过程"见"是必须见　5.类目核对要仔细，包括不包括要分清　6.编码不是简单事，少编多编很复杂

题目	查找步骤
5.髋关节完全置换术（材料陶瓷股骨头和聚乙烯内衬）	置换--髋81.51 另编码任何明确类型的轴面00.77
6.巩膜结扎伴玻璃体切除术	方法1.环扎术，巩膜的 -伴- 玻璃体切除术14.49 方法2.玻璃体切除术-伴巩膜环扎术14.49
7.腹腔镜下单侧腹股沟斜疝补片修补术	修补术- 疝-- 腹股沟的（单侧）- - - 间接的（斜的）- - - -腹腔镜伴移植物17.12
8.经皮冠状动脉粥样硬化斑块切除术	方法1.修补术- 血管- 冠状动脉 - - - 经动脉粥样硬化切除术- - - - 经皮经管腔17.55 方法2.动脉粥样硬化切除术-冠状动脉-- 经皮经管腔17.55

编码提示： 1.主导词不明白先去书中找　2.编码逐级找，切不可跳级　3.查找层级要正确，不可生搬和硬套　4.查找过程"见"是必须见　5.类目核对要仔细，包括不包括要分清　6.编码不是简单事，少编多编很复杂

题目	查找步骤	相关知识点
9.室间隔补片修补术	修补术- 心脏- 隔 - - -心室 - - - -伴 - - - -组织移植 35.62 修补术- 心脏- 隔 - - -心室 - - - -伴 - - - -假体 35.53 另编码 体外循环 39.61	1.心脏手术应注意是否有"体外循环39.61" 2.心脏瓣膜手术要区分修补和置换 　2.1修补术区开放35.1和闭合35.0 　2.2主导词是"瓣膜+术式"、修补术、置换 3.因为题中未指明瓣膜材料类别，所以组织移植与假体均列举查找
10.腹主动脉—髂动脉人工血管搭桥术	旁路-血管的--主动脉髂动脉39.25	主导词是 旁路

时间	授课者的工作	学习者的工作
3分钟	开展趣味竞赛，激发同学兴趣，加强手术操作编码查找能力。通过小组提交的答案，对学生编码步骤与编码思路进行评估，对教学目标达成情况进行确认。 **小组竞赛：前三组完成并编码步骤正确的小组,本次课堂分+5分** **题目：心脏开放性二尖瓣修补术** **心脏开放性二尖瓣修补术** 35.12 39.61 查：主导词：瓣膜成形术 　　　　-心脏 　　　　--二尖瓣 　　　　---开放性,不伴有置换 35.12 　　　核对类目,编码正确 根据提示另编码心肺搭桥（体外循环）（心肺机）39.61	小组成员配合完成小组竞赛。
2分钟	布置课后作业,让学生通过课后作业加深记忆,巩固学习成果。 **课后作业** 请完成以下编码查找： 1.根治性胰十二指肠切除术（Whipple） 2.左乳腺扩大根治术 3.手烧伤焦痂切除,伴全厚皮片游离移植 4.男性去势术（双睾丸切除术） 5.胃镜下胃异物去除术	及时自主完成课后作业,巩固学习成果。
	提供课后学习途径,方便学生根据自己的需求继续学习进步。 学习资源： 1.教材选用：《病案信息学》（第3版）刘爱民主编 人民卫生出版社、《ICD-9-CM-3手术与操作编码》工具书 2.学习途径： 中国医院协会病案专业委员会网http://www.zgbazwh.org.cn/ 广西中医药大学《病案信息学》课程中心网站	根据自身需求与知识水平,选择合适自己的学习途径继续进步。

续表

2. 教学策略与方法选择

教学策略

（1）编码实践由浅入深、难易结合，通过老师带教、课堂答疑等方式让学生充分理解编码查找，掌握编码技能。

（2）课堂过程中，阶段式练习，及时解答，充分掌握课堂节奏和学生练习进度，保障了教学目标完成。

（3）课堂将近尾声时，让学生小试牛刀，完成练习，不仅进一步加深学生的印象，让学生掌握这节课的重点内容，也让学生明白自己学习的程度；同时设置课后作业。

（4）课程思政让同学们充分认识到医疗数据准确的重要性，培养责任感与自豪感。

教学手段

（1）PPT：主要媒介，串联各部分内容。

（2）工具书：带动学生主动学习，活跃课堂气氛。

（3）开展线上教学：通过雨课堂进行学生基础知识测试，辅助教学。

教学方法

（1）启发式教学：以问题为导向，促进学生思考。

（2）互动式教学：鼓励学生参与，激发学生潜能。

（3）案例式教学：提出相应题目，学生分组实际操作。

（4）情景式教学：带入实践的情景，提升学生兴趣。

3. 板书设计

黑板（白板）设计：

重点：手术操作分类各章节编码规则的掌握。

难点：

（1）血管支架置入术编码规则和编码查找方法；

（2）关节置换修复术编码规则和编码查找方法；

（3）瓣膜手术编码规则和编码查找方法。

现代信息媒体设计：利用PPT承载信息量大、图片处理便利、内容阐述简易等特点，结合本节课的内容制作符合信息学特点的多媒体课件。

（1）利用PPT清晰展示案例，导入课堂，引发学生的思考。

（2）图文并茂，缓解学生学习的疲劳，吸引学生注意力，也加强学生的理解，加深印象。

（3）把课程内容层层推入，提醒学生课程的进度，并分组讨论进行实际操作。

五、教学效果测试（运用有效方式，了解学习者的学习成果）

1. 课内

（1）授课过程中观察学生学习的热情程度，了解学生思考主动性。

（2）采用启发式提问引起学生兴趣，并通过回顾总结，时刻注意学生的反馈。

（3）分组讨论和实际操作、结果分享。通过布置查码题，以小组讨论的形式，让学生之间相互学习、共同进步，通过总结对遗漏部分进行补充，加强了学生的记忆。

2. 课外

（1）班级人数较多，课上反馈信息有限，工具书数量有限，学生对实操掌握程度有限；借用微信平台等通信工具进行相互讨论学习，让学生有充足的机会达成学习目标。

（2）指导学生掌握查阅文献、课外资料的方法，提高了学生自主学习能力，强化了对课外内容的筛选能力。

续表

六、摘要或总结 通过本次课堂，同学们形成了正确的编码思维，学会了如何确定手术操作的主导词及手术操作编码查找方法，初步掌握了手术操作编码技能。课堂以学生为主体，考虑学生对学习内容可能存在的困难，通过添加习题实操、小组讨论、互助合作等方式，激发学生学习兴趣。授课过程中拒绝由老师一味讲解，多次采用提问，让同学主动参与课堂，成为课堂的主人，不仅让学生学习到知识，也让学生掌握学习的方法，让学生提高学习的积极性。课堂练习过程中给予学生鼓励和表杨，尊重学生的创造性思维，培养学生的思维能力，锻炼他们的自学能力和探索能力。
七、学习资源 1. **教科书**：《病案信息学》（第三版），刘爱民主编，人民卫生出版社出版。 2. **工具书**：《ICD-9-CM-3 手术操作分类》。 3. **课外学习资料**：2022 年广西壮族自治区医保局编码培训班课件。 4. **学习网站**： ① 中国医院协会病案专业委员会网 http://www.zgbazwh.org.cn/。 ② 广西中医药大学病案信息学课程中心网站。 ③ 公众号：艾登病案。
八、教学反思 本次课教学目标明确、思路清晰，重点、难点明确。通过小组学习互相学习、互相启发，学生参与度高。真正体现了"学生为主体、教师为主导"的教学思想，达到了激励学生自主学习兴趣，提高学生讨论、分析、解决问题的能力，培养学生的临床思维能力。 注重课程思政让同学充分认识到学好编码规则、编好编码的意义，培养了学生对编码员职业的责任感与自豪感。 **本次课的不足之处：** ① 小组分组由学生自己决定，未充分考虑到学生的编码知识掌握程度，个别小组整体学生能力较差，无法起到先进带动后进的作用，导致整个小组学习兴趣不强，未起到小组学习相互促进的作用。 ② 课程内容不够丰富，对编码延伸的相关内容讲解过少，局限于课本知识内容。 **解决办法如下：** ① 根据平时课堂表现及课堂测试成绩进行课前分组，同时根据课堂表现进行小组打分； ② 课前强调要复习相关基础知识； ③ 完善学生课堂学习评价方法，促使学生在课堂上积极学习； ④ 教会学生课后如何自主提高编码能力的方法和提供自主提高编码能力的途径； ⑤ 课后加强与学生的交流与沟通，及时了解学生的学习情况及想法； ⑥ 适量增加编码练习的延伸内容，提高学生兴趣及知识水平。 另外可以通过 QQ、微信平台，加强交流，提高学生主动学习的兴趣和能力。

设计者： 叶贤凯　广西中医药大学附属国际壮医医院、壮医临床医学院　医学信息管理教研室病案信息学课程教师。

6-7 教学 PPT

第七节 《实践课：病案信息检索统计》教学设计

课程章节	《实践课：病案信息检索统计》	授课学时	1 学时
设计者	王亚扎		
授课专业	信息管理与信息系统	授课年级	2020 级

一、导言（引起学习动机，导入主题）

同学们，在信息化时代，病案信息检索统计的最终使命是什么呢？有什么意义呢？病案信息检索统计服务于临床、教学、科研、管理等领域，为国家医疗卫生事业、健康中国贡献力量！学习病案信息检索具有重要性与必要性。

下面我们将理论与实践相结合，一起来学习病案信息检索统计。

二、学习目标 [知识、技能（能力）、学习态度与价值观（情感）]

1. 学习目标

知识目标：

学生能通过师生互动，说出病案有哪些可用的信息；知道病案信息检索的定义。

技能（能力）目标：

学生能通过生生互动，学会准确解读检索需求、写出检索公式的构造、运用病案管理系统进行检索实践、重要指标计算方法等技能。

学习态度与价值观（情感）目标：

（1）情感价值：培养病案信息员的责任感和使命感，勇于担当，为国家医疗卫生事业贡献力量。

（2）自信心：通过讲授病案信息学课程在医疗卫生事业、健康中国方面的重要性，增强学生学好课程的自信心。通过鼓励学生参与师生互动并及时给予积极的肯定，树立学生学习的自信心；学生通过案例实践法、翻转课堂提升学习兴趣。

2. 教学重点和难点

重点：信息检索、数据分析。

重点分析：学习本节课的最终目的是能够准确进行病案信息检索、数据分析。

教学策略：通过生生互动、师生互动运用病案信息管理系统进行检索实践，增强学生实践运用能力、操作能力。

难点：检索公式的构造、数据透视表运用。

难点分析：检索公式的构造复杂多样，数据透视表较少接触，学生难以快速掌握。

教学策略：通过练习题让学生亲自实践操作，加深印象。

三、学情分析与教学预测

1. 学情分析

（1）知识基础：学生已经在之前学习过病案信息学理论知识，具备知识基础。

（2）认知特点：学生学过病案信息理论知识，但是尚未接触过病案检索系统。

续表

（3）学习风格：学生有一定的自学和自行思考的方法和能力，又具有较强的理解能力，思维活跃。

（4）情感态度：需要采用"激发兴趣、引导思考、参与教学、鼓励互动、培养情怀"等方式调动同学们的学习兴趣，维护好课堂纪律，掌控好实践操作节奏，提高学习效率。

2.教学预测

（1）病案信息检索实践性强、专业性强，学生容易觉得枯燥。在教学中采用多种与学生互动的方法，如讨论、互助合作、翻转课堂等，同时边讲解知识边有针对性地进行提问，能够较好地引发学生对课程内容的思考，积极查阅资料、参与讨论，使学生在实践操作过程中有较高的参与度。让学生既能感觉学习不枯燥，又能加深对知识点的学习、记忆，提高实践学习效果。

（2）积极融入课程思政与医学人文教育。通过讲述信息管理专业在医疗卫生事业、健康中国等方面贡献的力量，深入培植和熏染学生情感价值，培养岗位认知，升华知识主题，培养学生的自信心；培养学生的实践能力、思考能力，使之学会用实践解决生活中的难题。

四、教学过程

1.参与式学习的教学环节设计（设计促进学习者主动学习、积极参与的教学活动）

时间	授课者的工作	学习者的工作
1分钟	导入（B）： 以病案信息检索的最终使命是服务为切入点，体现病案信息检索、统计的重要作用，服务临床、服务教学、服务科研、服务管理，为医疗卫生事业、健康中国贡献力量！融入课程思政，烘托本次课程的重要性与必要性。 课程思政：通过引出病案信息检索统计的最终使命，服务于临床、教学、科研、管理等领域，为健康中国贡献力量，体现病案信息学课程在医疗卫生事业、健康中国的重要性，增强学生学好课程的自信心，培养病案信息员的责任感和使命感，勇于担当，为国家医疗卫生事业贡献力量。 问题：病案信息检索的最终目的？ 	聆听、结合导入案例思考问题。

续表

时间	授课者的工作	学习者的工作
1分钟	PPT展示学习目标（O）： **教学目标及重难点** **一、教学目标** 1.知识目标：学生能通过师生互动，说出病案有哪些可用的信息;知道病案信息检索的定义。 2.技能目标：学生能通过生生互动，学会结合实际案例，准确解读检索需求、写出检索公式的构造、重要指标计算方法的技能。 3.学习态度与价值观(情感)目标：学生通过案例实践法、翻转课堂提升学习兴趣。 **二、教学重点和难点** 重点：检索需求、检索条件、首页数据表达。 难点：检索公式。	观看PPT并记忆要点。
0.5分钟	**测量学习新知前的知识储备（P1）：** 教师提问：病案信息检索的数据来源是什么？ 病案信息检索的数据来源是病案首页。 **病案信息检索统计** 问题： 病案信息检索的 数据来源是 ？ **病案信息检索统计** 病案首页构成 1.患者基本信息 2.住院过程信息 3.诊疗信息 4.住院费用信息	思考、回答问题。

时间	授课者的工作	学习者的工作

30 分钟	**参与式学习讲解新知（P2）：**
	
	/// **病案信息检索统计**
	
	一、信息检索理论知识介绍
	
	  1.信息检索（Information Retrieval）定义：信息按一定的方式 组织起来，并根据信息用户的需要找出有关的信息的过程和技术。**狭义**的信息检索：信息检索过程的后半部分，即从信息集合中找出所需要的信息的过程，也就是我们常说的信息查寻（Information Search 或Information Seek）。
	
	  2.信息检索（Information Retrieval）特点：
	    ①查全 ②查准
	  这两者往往难以兼顾，查全不可能很准，准又不可能很全面。在实际操作中，我们要根据检索的要求、检索的需要去权衡，从而确定相对最合适的检索方法。
	  3.信息检索（Information Retrieval）方法：布尔逻辑检索（and、but、or）。
	
	检索方式：
	单一检索：根据病案首页的任意项。
	综合检索：根据病案首页的两个或者两个以上项目查询信息。
	
	/// **病案信息检索统计**
	
	4.检索的方式
	
	单一检索
	根据病案首页的任意项。
	
	例如：只查询某个疾病编码。
	
	综合检索
	根据病案首页的两个或者两个以上项目**查询信息**。
	
	例如：病案首页中同时设定疾病编码、住院天数、年龄段等多项条件（病案首页所含项目）同时检索。
		观看、聆听、思考、记忆，
		
		辨别、聆听、要点思考、比较记忆。

续表

时间	授课者的工作	学习者的工作
	病案信息检索实践: (1)病案管理检索系统介绍:	观看、聆听、思考、记忆。
	 病案信息检索统计 **1.病案管理系统检索介绍**	回答问题。
	(2)单一条件检索案例:请统计医院2018年出院人数。讲授检索字段、步骤。 问题:本案例检索的有效字段或条件是什么? **病案信息检索统计** **2.单一条件查询** 例1 请统计医院2018年出院人数。 步骤:1.提取字段 出院时间:2018 2.检索答案	辨别、聆听、要点思考、比较记忆。
	(3)多条件检索案例:请统计医院2018年产科进行剖宫产的出院人数。检索步骤:提取字段、逻辑组合公式、检索答案。	

续表

时间	授课者的工作	学习者的工作
	病案信息检索统计 **3.综合检索——多条件检索** 例2　请统计医院2018年产科进行剖宫产的出院人数。 步骤：1.提取字段　出院时间：2018 　　　　　　　　出院科室：产科 　　　　　　　　剖宫产手术编码：74.0-74.2 　　　　　2.逻辑组合公式　出院时间=2018 and 　　　　　　　　　　　出院科室=产科 and 　　　　　　　　　　　手术编码=74.0-74.2 　　　　　3.检索答案	辨别、聆听、要点思考、比较记忆。
	（4）排除条件检索案例：请统计医院普通外科2018年所有甲状腺手术，不包括甲状腺恶性肿瘤的患者。 **病案信息检索统计** **4.排除条件检索** 例3　请统计医院普通外科2018年所有甲状腺手术，不包括甲状腺恶性肿瘤的患者。 步骤：1.提取字段　　出院时间：2018 　　　　　　　　　出院科室：普通外科 　　　　　　　　　甲状腺手术-手术编码：06.2-06.5 　　　　　　　　　甲状腺恶性肿瘤-诊断编码:C73 　　　　　2.逻辑组合公式　（出院时间=2018 and 出院科室=普通外科 and 　　　　　　　　　　　手术编码06.2-06.5 ）but（出院时间=2018 and 　　　　　　　　　　　出院科室=普通外科 and 诊断编码=C73） 　　　　　3.检索答案	辨别、聆听、要点思考、比较记忆。
	（5）计算检索案例：请统计医院2018年12月，住院天数超过30天的患者人数；并计算其平均住院日及平均住院费用。 **病案信息检索统计** **5.计算** 例4　请统计医院2018年12月，住院天数超过30天的患者人数；并计算其平均住院日及平均住院费用。 步骤：1.提取字段　　出院时间：2018年12月1日~2018年12月31日； 　　　　　　　　　住院天数>30 　　　　　2.统计公式　　出院时间：2018年12月1日~2018年12月31日 and 　　　　　　　　　住院天数>30 　　　　　3.检索答案 　　　　　4.提取字段　　住院天数、总费用 　　　　　5.统计计算　　求平均值	思考、聆听、比较记忆。

时间	授课者的工作	学习者的工作
	（6）检索要点归纳：准确熟练掌握各个检索字段的意义与功能；明确检索要求、提炼检索字段；运用逻辑关系对各个字段排列组合；检索；选择需要存储的字段信息；对相应字段进行统计计算。	思考、理解、记忆。

病案信息检索统计

6.检索要点归纳

准确熟练掌握各个检索字段的意义与功能 → 明确检索要求提炼检索字段 → 运用逻辑关系对各个字段排列组合 ↓ 检索 ← 选择需要存储的字段信息 ← 对相应字段进行统计计算

（7）运用病案统计管理检索系统进行实践练习：翻转课堂。让学生根据之前学习的病案信息检索知识进行实践学习，通过病案统计系统进行检索实操，相互讨论，完成练习题，抽选部分学生上台讲解。

思考、讨论、做题、回答问题。

实践内容：
请统计某医院 2018 年的患者死亡率。请用公式表示。
请统计 2018 年，杨体泉教授主刀的手术人数。请用公式表示。
请统计 2019 年 1 月 1 日～2019 年 3 月 31 日，乳腺外科出院，除外乳腺癌的患者人数。请用公式表示。
请统计某医院 2019 年第一季度的出院人数，并计算其平均住院日。

病案信息检索统计

7.实践练习题

1.请统计某医院2018的患者死亡率。请用公式表示。

2.请统计2018年，杨体泉教授主刀的手术人数。请用公式表示。

3.请统计2019年1月1日~2019年3月31日，乳腺外科出院，除外乳腺癌的患者人数。请用公式表示。

4.请统计某医院2019年第一季度的出院人数，并计算其平均住院日。

时间	授课者的工作	学习者的工作
5 分钟	**教学效果检测（P3）：** 听学生讲解病案信息检索练习题，判断是否正确，并讲解。 ///　**病案信息检索统计**　/ **答案1** 1. 请统计某医院2018的患者死亡率。请用公式表示。 答：①出院时间=2018 and 离院方式或者疗效=死亡（检索出死亡人数） ②出院时间=2018（检索出所有出院人数） 计算：死亡率=①/②×100%	思考并回答问题。
1 分钟	**总结（S）：** 在 PPT 授课过程中，精炼总结。 ///　**总结**　/ **检索要点总结** 准确熟练掌握各个检索字段的意义与功能 → 明确检索要求提炼检索字段 → 运用逻辑关系对各个字段排列组合 对相应字段进行统计计算 ← 选择需要存储的字段信息 ← 检索	观看、聆听、思考、背诵。
0.5 分钟	**布置课后思考题：** 以病案信息检索案例为学生思考内容，让学生完成。以翻转课堂的形式，在下节课中使学生代表作为"老师"上台为其他学生讲授答案。 ///　**病案信息检索统计**　/ **课后思考题** 1. 请统计某医院2019年上半年年龄小于55岁的子宫全切患者人数。 2. 请统计某医院2019年上半年，患有结肠恶性肿瘤，并同时做化疗的患者人数。	观看、聆听、思考并课后完成，下节课进行汇报。

续表

时间	授课者的工作	学习者的工作
1分钟	**学习资源：** ／／／ **病案信息检索统计** ／ **学习资源** 1.教材选用：《病案信息学》（第3版） 刘爱民主编 人民卫生出版社 2.学习网站： 中国医院协会病案管理专业委员会网http://www.zgbazwh.org.cn/ 广西中医药大学《病案信息学》课程中心网站 公众号：艾登病案 通过教材、学习网站、公众号等方式进行课后回顾学习与课后延展性学习。	在微信平台发送课后思考题讨论结果，回顾课程、教学视频。

2. 教学策略与方法选择

教学策略：

① 通过结合病案信息检索的最终使命是服务这一要点，体现病案信息检索、统计的重要作用，在课堂开始就让学生进行思考，激发学生的学习兴趣，强化师生互动。

② 课堂过程中，采用多种教学策略。在讲病案信息检索案例时并行采用生生互动、师生互动、翻转课堂、互助合作等形式，加速学生理解、吸收知识，为实践操作做好铺垫。

③ 课堂实践操作时，让学生运用病案检索系统和数据透视表进行实践操作，实用性强，增强学生的学习兴趣；简洁清晰地归纳知识点，利于学生记忆；设置课后思考题，拓展学生思维。

④ 积极融入课程思政，以病案信息检索的最终使命是服务为切入点，体现病案信息检索、统计的重要作用，服务临床、服务教学、服务科研、服务管理，为医疗卫生事业、健康中国贡献力量！融入课程思政，烘托课程的重要性与必要性。

教学手段：

① PPT：主要媒介，串联各部分内容。

② 板书：凝练重点，加深印象。

③ 系统实操：巩固知识点，提高实践能力。

教学方法：

① 启发式教学：以问题为导向，促进学生思考；

② 互动式教学：鼓励学生参与，激发学生潜能；

③ 案例式教学：提出相应案例，引导学生分析；

④ 演示式教学：借助系统操作，帮助学生理解。

3. 板书设计

黑板（白板）设计： 检索条件

检索公式

指标计算

现代信息媒体设计：

利用 PPT 承载信息量大、图片处理便利、内容阐述简易等特点，结合本节课的内容制作符合信息学特点的多媒体课件。

（1）利用 PPT 清晰展示案例，导入课堂，引发学生的思考。

（2）把课程内容层层推入，每个板块都有一张标题式 PPT，提醒学生课程的进度，便于学生跟随课堂进行思考。

（3）利用多样图片，缓解学生学习的疲劳，吸引学生注意力，也加强学生的理解，加深印象。

五、教学效果测试（运用有效方式，了解学习者的学习成果）

1. 课内

（1）授课过程中观察学生学习的热情程度，了解学生思考主动性。

（2）采用启发式提问引起学生头脑风暴，时刻注意学生的反馈。

（3）案例实践、翻转课堂。通过实践操作，让学生互相讨论并上台讲解，了解学生的知识掌握情况。

2. 课外

（1）指导学生查阅文献、课外资料的方法，提高了学生自主学习能力，强化了对课外内容的筛选能力。

（2）采用试卷：课后作业，可以兼顾到每位学生的学习效果。

六、摘要或总结

本次课，以实践操作为主，通过实践课同学们掌握了病案信息检索和统计分析实践操作，熟悉病案管理信息检索系统，学会运用病案管理信息检索系统进行检索统计。课堂以学生为主体，通过案例实践、讨论、互助合作等方式，激发学生学习兴趣，增强学生动手能力。多次采用提问的方法让学生成为课堂的主人，提高学生学习的积极性。课堂练习过程中注意给予学生鼓励和表扬，增强学生的实践思维。

在信息化高度发展的时代，病案信息检索统计服务于临床、教学、科研、管理等领域，要学好病案信息检索、统计分析，让科学准确的数据"说话"，真正服务社会，为国家医疗卫生事业、健康中国贡献力量！

七、学习资源

1. 教材选用：《病案信息学》（第 3 版），刘爱民主编，人民卫生出版社出版。

2. 学习网站：

① 中国医院协会病案专业委员会网 http://www.zgbazwh.org.cn/。

② 广西中医药大学病案信息学课程中心网站。

③ 公众号：艾登病案。

续表

八、教学反思

本次实践课能按照教学大纲和课程的要求完成教学任务，教学设计按照BOPPPS模组进行，教学目标明确、思路清晰，重点、难点明确。

课程实用性强，同时能较好地体现以"学生为中心"的教学理念，学生参与度高。除了传统的讲授教学方法，另外融合了翻转课堂、案例分析法、头脑风暴、互助合作法、递进式提问等多种教学方法，真正体现了"学生为主体、教师为主导"的教学思想，达到了大大激励学生自主学习兴趣的目的。

积极融入课程思政，以病案信息检索的最终使命是服务为切入点，体现病案信息检索、统计的重要作用，服务临床、服务教学、服务科研、服务管理，为医疗卫生事业、健康中国贡献力量！融入课程思政，使学生意识到本次课程的重要性与必要性。

本次课的不足之处：

学生实践操作时间较短，不利于知识熟练运用。课程专业性强，仅在1学时内进行实践操作学习，学生不能完全掌握，需在课后进行交流辅导、知识共享、多次实践。

部分学生疾病和手术操作分类知识较弱，实践操作过程中进入学习状态较慢。对于此问题，课前强调复习相关基础知识，掌握疾病和手术编码查找方法；讲课过程中，在熟悉基础知识后再适当引出新问题，特别是检索条件中疾病及手术分类代码的查找，确定完善课堂讨论评价的方法。课后加强与学生的交流与沟通，及时了解学生的学习情况及想法。

设计者： 王亚扎　广西中医药大学附属国际壮医医院、壮医临床医学院　医学信息管理教研室病案信息学课程教师。

参考文献

[1] 周文，李俊，包卫东，等 . 国内 BOPPPS 模型研究的知识图谱分析 [J]. 高等教育研究学报，2019，42（3）：44-52，66.

[2] 韩龙，任建莉，平传娟，等 . 基于 BOPPPS 理念的工程专业课教学改革探析——以浙江工业大学为例 [J]. 浙江工业大学学报（社会科学版），2017，16（1）：103-107.

[3] 鲍芳，陈义芝，吴胜英，等 . BOPPPS 教学模式在病理生理学课程教学中的探索与实践 [J]. 现代医药卫生，2021，37（9）：1564-1567.

[4] 袁恩，刘鹏，齐望东，王坤 . 基于 BOPPPS 模式的计算机网络原理教学改革 [J]. 计算机教育，2015（06）：26-29.

[5] 周伟，钟闻 . 基于 BOPPPS 教学模型的内涵与分析 [J]. 大学教育，2018，（1）：112-115.

[6] 赵佳悦 . "金课"建设背景下基于 BOPPPS 模型的课堂教学设计——以传热学课程为例 [J]. 工程技术研究，2020，5（15）：234-236.

[7] 张云萍，张静，赵蓓蓓，等 . 基于 BOPPPS 模型的急危重症护理课程思政教学设计与应用——以现场心肺复苏为例 [J]. 科教文汇（上旬刊），2021，（10）：101-103.

[8] 王俊俊 . BOPPPS 教学模式在《生物药剂学与药物动力学》教学中的应用 [J]. 广东化工，2020，47（21）：190，193.

[9] 张萌，李国喜 . BOPPPS 模型在军队院校机械精度设计课堂中的应用 [J]. 教育现代化，2017，4（21）：141-143.

[10] 鲁杰，徐青云，胡创义 . 基于线上平台和有效教学模式的"矿井通风与安全"混合式课程教学改革实践 [J]. 中国多媒体与网络教学学报（上旬刊），2021（10）.

[11] 余鸽，龙凤来 . 基于 BOPPPS 模式的森林经营技术课程线上线下混合教学改革与实践 [J]. 杨凌职业技术学院学报，2021，20（4）：83-87.

[12] 陈倩倩 . BOPPPS 教学模式在高等数学中的应用——以导数的概念为例 [J]. 芜湖职业技术学院学报，2020，22（02）：85-87.

[13] [美] 斯伯克特 . 教育传播与技术研究手册：Handbook of Research on Educational Communications and Technology[M]. 任友群，等译 . 上海：华东师范大学出版社，2012.

[14] 皮连生 . 教学设计 [M]. 2 版 . 北京：高等教育出版社，2009.

[15] 约翰•哈蒂 . 可见的学习 [M]. 彭正梅，等译 . 北京：教育科学出版社，2015.

[16] 苏珊•A. 安布罗斯 . 聪明学习七原理 [M]. 庞维国，译 . 上海：华东师范大学出版社，2012.

[17] 罗伯特•J. 马扎诺，黛布拉•J. 皮克林 . 培育智慧才能 [M]. 盛群力，何晔，等译 . 福州：福建教育出版社 .

[18] 约翰•安德森 . 认知心理学及其启示 [M]. 7 版 . 秦裕林，等译 . 北京：人民邮电出版社，2012.

[19] 戈尔茨坦 . 认知心理学：心智、研究与你的生活 [M]. 3 版 . 张明，译 . 北京：中国轻工业出版社，2017.

[20] 爱德华•E. 史密斯，等 . 认知心理学——心智与脑 [M]. 王乃弋，等译 . 北京：教育科学出版社，2017.

[21] 史利国 . 站在大学讲台上 [M]. 北京：北京理工大学出版社，2014.

[22] Spady W G. Outcome-Based Education：Critical Issues and Answers[J]. American Association of School Administrators，1994.

[23] 王金旭，朱正伟，李茂国 . 成果导向：从认证理念到教学模式 [J]. 中国大学教学，2017（6）：6.

[24] 周显鹏，俞佳君，黄翠萍 . 成果导向教育的理论渊源与发展应用 [J]. 高

教发展与评估，2021，037（003）：83-90.

[25] 孙旭 . 成果导向教育与传统教育的比较研究 [J]. 山西青年，2017（7）：1.

[26] 蔡庆龙，常加松，史婷婷，等 .《人体解剖学》课程思政教学模式与方法探索 [J]. 2023，45（6）：586-589.

[27] 邱启光 . 课程思政背景下高校教师队伍协同育人的策略 [J]. 学园 ACADEMY，2023：36.

[28] 李范，张浩，侯跃芳 . 激发学生对病案信息管理课学习兴趣的策略探析 [J]. 中国病案，2015，16（08）：68-70.

[29] 吴韫宏，滕燕飞，韦芳，等 . CBL 教学模式在病案信息学教学改革中的优势 [J]. 世界最新医学信息文摘，2018，18（47）：280，283.

[30] 郭雨西，张帆 . 病案信息学实践教学中的探索与研究 [J]. 现代医药卫生，2022，38（S01）：235-237.

[31] 张帆 . 启发式教学在国际疾病分类教学中的应用 [J]. 文化创新比较研究，2017，1（33）：58-59.

[32] 郭雨西，张帆，朱芳芳，等 . BOPPPS 教学模式在国际疾病分类教学中的应用 [J]. 中国病案，2023，24（1）：61-63.

[33] 张帆，郭雨西，韦智，等 . 后期实践教学模式在国际疾病分类教学中的应用效果 [J]. 中国病案，2024，25（9）：80-82.

[34] 郭雨西，张帆，韦智，等 . OBE 教学理念在国际疾病分类教学中的应用 [J]. 中国病案，2024，25（12）：100-102.

[35] 岑艳灵，张帆，郭雨西，等 . 解剖模型与临床案例在病案信息学教学中的融合应用研究 [J]. 中国病案，2025，26（2）：92-96.